AF221530

NATURSTOFFE GENOMMEN
CHEMIEFALLE ENTRONNEN

Peter Reinwarth

NATURSTOFFE GENOMMEN
CHEMIEFALLE ENTRONNEN

Ein Selbstversuch

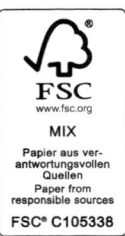

Bibliografische Information der Deutschen Nationalbibliothek: Die Deutsche Nationalbibliothek verzeichnet diese Publikation in der Deutschen Nationalbibliografie; detaillierte bibliografische Daten sind im Internet über dnb.dnb.de abrufbar.

IMPRESSUM
Autor: © 2020 Peter Reinwarth
Umschlaggestaltung und Layout:
Anna Reinwarth
Herstellung und Verlag:
BoD – Books on Demand, Norderstedt
ISBN 9783752661200

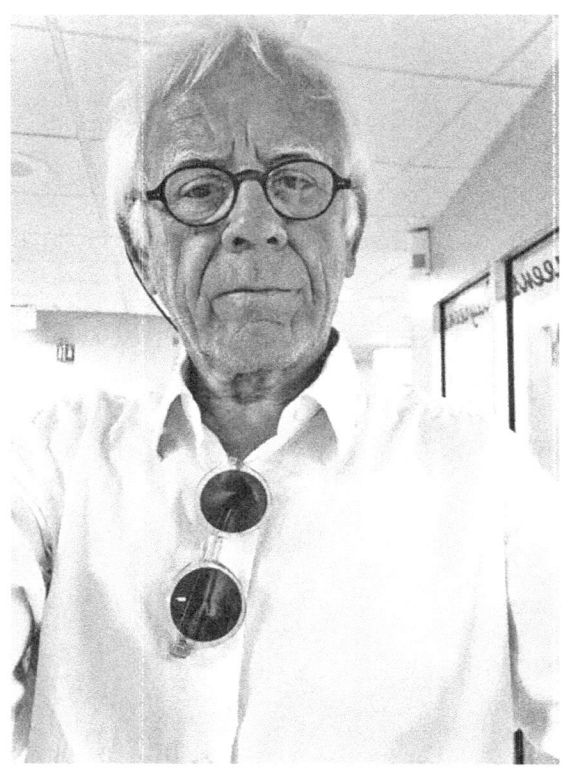

Peter Reinwarth lebt in München und ist als Autor und Schauspieler tätig. Er ist verheiratet, hat eine Tochter, eine Enkelin und einen Hund. Eine Französische Bulldogge, die das Sofa über alles liebt und sich immer mal wieder aufführt, als sei sie tatsächlich ein Hund.

INHALTSVERZEICHNIS

INHALTSVERZEICHNIS

EINLEITUNG

Man sollte bei Aussagen von Ärzten, wie ich es erlebt habe, keiner medizinischen Gläubigkeit verfallen.

Über Jahre wurde ich, von drei verschiedenen Hautärzten, bei Wucherungen am Mittelfinger, stets auf Warzen behandelt. Da alle Mittel wirkungslos waren und die Wucherungen sich verschlimmerten, wechselte ich erneut den Arzt.

Dieser Arzt schaute sich den Finger an und war sich sicher, dass es sich hierbei nicht um Warzen handle, sondern um eine Vorstufe von Hautkrebs, was sich bestätigte. Morbus Bowen ist die Vorstufe zu einem bösartigen und aggresiven Tumor, dem Plattenepithelkarzinoms.

Glück gehabt, denn diese Leichtgläubigkeit über so einen langen Zeitraum, hätte mir das Leben kosten können.

Was Medikamente und deren Verschreibung betrifft, sollte man ebenfalls keiner Gläubigkeit verfallen.

Dass Medikamente bei schweren Erkrankungen Leben retten können, steht außer Zweifel, macht jegliche Diskussion überflüssig. Doch jenseits dieser dringlichen Medikation, existiert eine Grauzone.

Der Pharma-Markt ist hart umkämpft und es gilt möglichst große Anteile an ihm zu sichern. Da der Patient der Endverbraucher ist, sollte er, der Logik der Hersteller folgend, so viele Produkte wie möglich abnehmen, oder besser ausgedrückt, einnehmen. Was nicht zwangsläufig zum Wohle des Patienten beiträgt.

Eine Studie des >Instituts für Allgemeinmedizin der Universität Witten/ Herdecke<, an dem 169 Patienten teilgenommen hatten, kam zu dem erschreckenden Ergebnis, dass 90% der Patienten mindestens ein Medikament unbegründet bekamen und 37 Prozent der über 65-Jährigen Medikamente einnehmen, die für ältere Menschen nicht geeignet sind.

Zudem zeigt der folgende Vergleich, weshalb die Verschreibungswut hier zu Lande möglicherweise zu derartigen Exzessen führt.

In der Schweiz waren laut >Swissmedic<, Stand 2018, 8.259 Arzneimittel zugelassen, davon 715 Tierarzneimittel. Zieht man diese ab, waren 7.544 Arzneimittel zugelassen. In Deutschland waren laut >Bundesinstitut für Arzneimittel und Medizinprodukte (BfArM)<, Stand 2018, 103.697 Arzneimittel zugelassen. Das entspricht fast der 14-fachen Menge gegenüber der Schweiz.

Irgendwer muß diese Flut an Medikamenten ja schlucken, denn nur dafür werden sie produziert.

Um was geht es also in diesem Buch?

Vor diesem Hintergrund geht es bei der Verschreibung von Medikamenten um das Hinterfragen der diagnostischen Notwendigkeit, um Abwägung und der sich daraus ergebenden Möglichkeit zur Entscheidung. Der Entscheidung, einen Versuch zu unternehmen, bestimmte gesundheitliche Beeinträchtigung erst einmal durch natürliche Stoffe zu beheben, bevor man der Chemie, mit all ihren Nebenwirkungen, Platz macht.

Es geht um einen Selbstversuch mit Naturstoffen und dem sich daraus ergebenden Resultat.

Vorwort

Obwohl ich, trotz intensiver Recherche, keinen einzigen, belegbaren Fall für den Tod durch Einnahme von Vitaminen oder Vitalstoffe fand, wird fast wöchentlich eine neue Sau durchs Dorf getrieben. Lautstark und plakativ wird vor schweren Erkrankungen, bis hin zur tödlichen Folge, vor einer solchen Einnahme gewarnt. Da sprechen wir hier aber noch nicht einmal von einer Überdosierung. Wobei bei all diesen Warnungen stets Begriffe wie „kann" und „möglicherweise" im Vordergrund stehen. Also die „Kann-Bestimmung", es kann durch die Einnahme zu dieser oder jener Erkrankung kommen.

Etliche Vitamine werden bei Überschuss auf natürlichem Wege ausgeschieden, andere wiederum „können" sich im Organismus anhäufen und dadurch „möglicherweise" Schäden verursachen. Doch welche irrwitzigen Dosen müsste man da zu sich nehmen?

Sicher, wer sich gesund ernährt, täglich viel Obst, Unmengen Gemüse und wenig Fleischprodukte zu sich nimmt. Wenig bis keinen Alkohol trinkt und zudem nicht raucht, dem dürften diese zusätzlichen Einnahmen vermutlich wenig bringen. Es sei denn, er hat trotz alledem Wehwehchen, die ganz andere Naturstoffe benötigen. Bleibt also die Frage, weshalb diese steten Querschüsse gegen die Einnahme von natürlichen Stoffen und vor allem, wer schießt da? Steht die Sorge um die Gesundheit der Konsumenten im Vordergrund, oder die Sorge, dass die Einnahme der Gesundheit zu sehr dienen könnte?

Diesen Heckenschützen sei gesagt, dass ich der Beleg dafür bin, dass die Einnahme von Vitaminen, Mineralstoffen und sekundären Pflanzenstoffen keine Verschlechterung meines Gesundheitszustandes, geschweige denn das beängstigende Gefühl den Sensenmann im Nacken sitzen zu haben, gebracht hat. Genau das Gegenteil ist der Fall. Da ich diese Stoffe über fast zehn Jahre zu mir genommen habe, also ein Zeitraum den die meisten Studien zu Medikamenten nicht einmal ansatzweise erreichen, kann ich festhalten, dass es meiner Gesundheit gut getan hat, um nicht zu sagen, sehr gut!

Nun muss ich mir immer wieder anhören - Du mit deinem Naturzeug, das bringt doch nichts. Bevor es die Medikamente gab, sind die Menschen wie die Fliegen gestorben. Da ist was dran! Übersehen wird dabei allerdings, dass bei unseren Vor-Vor-Vor-Vorderen hygienischer Zustände herrschten, die wir uns heute gar nicht mehr vorstellen möchten, dass das Gros der Bevölkerung bettelarm war und daher ihre Lebensmittel kaum gesunde Nährstoffe enthielten. Mangelkrankheiten waren die Folge. Dass es zudem keine Medikamente für schwere Erkrankungen gab, machte die Situation zweifelsfrei nicht besser.

Es soll hier ja auch keine Debatte zu den enormen Errungenschaften der Wissenschaft und der daraus resultierenden, hochwirksamen Medikamente, die millionenfaches Leben retten können, geführt werden. Es geht hier um nicht mehr und nicht weniger, aufzuzeigen, dass diese Stoffe nicht „möglicherweise" helfen können, sondern den Beweis anzutreten, dass sie helfen.

Alles begann mit einem…..

Schock

Es war der sechste Tag nach meinem fünfundsechzigsten Geburtstag, ich trat auf den Balkon, und da es ein Sonntag war, war es sonntäglich still. Die dritte Tasse Kaffee stellte ich vor mir auf die Balustrade, zündete mir, in einem ungezählten Ritual, die erste der drei oder vier Zigaretten, die noch folgen sollten, an. Den Rauch tief in meine Lunge einziehend, verschaffte sich ein Geräusch Raum, welches die Stille sekündlich zerriss, denn es folgte eine nicht enden wollende Hustenattacke. Dieses hohe, klirrende, ja pfeifende Geräusch, welches bei jedem Atemzug entstand, schoss wie ein Granatsplitter in mein Gehirn, drang barrierelos in meine Psyche ein.

Reflexartig drückte ich die Zigarette in dem überfüllten Aschenbecher vom Vorabend aus. Ich atmete tief ein, doch schon war es wieder da, dieses pfeifende, würgende Röcheln. Die Erinnerung an die Nächte, in denen ich wegen einem Geräusch aus dem Schlaf hochschreckte, um festzustellen, dass ich der Verursacher dieser Grässlichkeit war, meldete sich ungebeten. Ganz zu schweigen von den steten Hinweisen meiner Frau, ich würde nachts fürchterliche Geräusche von mir geben.

15

Es sollte noch ein harter Sonntag werden, denn statt den üblichen, zwanzig, dreißig Zigaretten, schaffte ich es, meinen Konsum auf sage und schreibe sieben herunter zu fahren, die ich zudem nur ansatzweise rauchte. Trotz flacher Atmung zwecks Unterdrückung, wir hatten Besuch zum Kaffee, nahm ich das Geräusch noch immer wahr. Panik baute sich auf und sendete mir unerlässlich ein und das selbe Signal, Lungenkrebs!

Angst essen Seele auf

Beim Aufstehen unterdrückte ich mit Erfolg zu gähnen, da ich ein tiefes Einatmen vermeiden wollte. Im Bad kam mir im Spiegel ein zerknittertes Gesicht entgegen, denn die Nacht verlief alles andere als ruhig. Meine Erwartungshaltung bezüglich der Geräusche hatte sich erfüllt, verstärkte sie und verhinderte so einen erholsamen Schlaf. Beim Zähne putzen beobachtete ich mich im Spiegel, als mich eine würgende Hustenattacke heimsuchte.

Auf dem Weg zum Telefon schwor ich mir, am Abend keine Zähne zu putzen. Besuch bei meinem Internisten war angesagt und ich hatte Glück, da ich bereits zwei Stunden später einen Termin bekam, ein Patient war abgesprungen.

Na ja, was heißt Glück, der Unglückliche empfindet eben schon beim kleinsten Erfolg ein Glücksgefühl.

Ich schilderte dem Arzt meine Beschwerden, er hörte mich ab, konnte aber neben einigen, nicht ganz klar abgrenzbaren Geräuschen, nichts außergewöhnliches feststellen. Ich war von dieser Diagnose alles andere als überzeugt und somit griff der Arzt zum Telefon, rief seine Kollegin, eine Lungenfachärztin an und schickte mich umgehend zu ihr. Ihre Praxis war an ein Krankenhaus angeschlossen, äußerst praktisch, wie sich noch herausstellen sollte.

Man setzte mich in eine Kabine um eine Ganzkörper-Plethysmografie (Messung der Lungen- und Atemparameter) durchzuführen. Dabei klemmte man mir eine Art überdimensionale Wäscheklammer auf die Nase und ließ mich mehrfach durch den Mund tief einatmen, zuerst langsam und dann mit voller Kraft in ein Mundstück ausatmen. Zwei Versuche gingen fehl, da ich das Husten nicht unterdrücken konnte und es allerhöchste Körperbeherrschung erforderte, um es durchzuziehen. Wobei ich nichts Gutes ahnte, da ich das Gefühl hatte, ganz schlecht auszuatmen.

Die Assistentin brachte das Ergebnis zur Ärztin, kam zurück und drückte mir, mit dem Hinweis ich möge mich bitte zur Abklärung in die Röntgenabteilung des Krankenhauses begeben, einen Zettel in die Hand.

Die Praxis war durch einen langen Gang mit dem Krankenhaus verbunden. Auf der linken Seite eine

Glasfront bis zum Boden, durch die man in den Innenhof blicken konnte. Patienten auf Bänken und in Rollstühlen, die sich der Sonne hingaben. Ich konnte meinen Puls an den Schläfen, ja sogar an der Haut meines Hinterkopfes mitzählen, die Schlagfolge war beängstigend. Also doch Lungenkrebs!

Vor dem Rückweg hatte man mir die Röntgenaufnahmen gleich in die Hand gedrückt, was ja Sinn machte, da es den Ablauf beschleunigte. Als ich an dem langen Verbindungsgang ankam, wurde ich von einer Panikattacke heimgesucht. Ich musste mir die Aufnahmen unbedingt ansehen, um einem eventuellen Schock die Spitze zu nehmen. Dabei kam mir zugute, dass der Umschlag nicht verschlossen war. Ich betrat die Toilette, setzte mich auf die Toilettenschüssel und öffnete den Umschlag. Der Raum war von beruhigender Musik berieselt, was zur Dämpfung meiner Erregung keineswegs beitrug.

Meine Lunge zeigte sich mit hellen und dunklen Schattierungen, mehr konnten ich nicht herauslesen und eine Stellungnahme war nicht beigelegt. Ich schob die Aufnahmen zurück in den

Umschlag, zog die Wasserspülung und verließ die Räumlichkeiten.

Die Assistentin lächelte mich an, nahm den Umschlag mit dem Hinweis, die Ärztin würde mich gleich aufrufen. Nie hätte ich für möglich gehalten, dass sechs Minuten so quälend lang sein können.

Die Ärztin schaute auf die Unterlagen, prüfte die Röntgenaufnahmen, schaut zu mir und lächelte. Sie meinte, ich sei wohl sehr sportlich. Ich wusste nicht, was das nun wieder sollte, meine Devise war immer: Sport ist Mord! Nach kurzem Zögern antwortete ich so locker wie möglich „Ja, sicher!" Sie meinte nun wiederum, „Das kann man sehen, sie haben für ihr Alter ein sehr großes Lungenvolumen!" Bevor ich noch antworten konnte, fragte sie sich, beziehungsweise mich, weshalb ich überhaupt hier wäre, da mit meiner Lunge doch alles in Ordnung sei. Ich war mir nicht sicher, ob ich schreien oder lauthals loslachen sollte, stattdessen sagte ich lächelnd, „Na das ist doch mal erfreulich!"

Mein Arzt las das Schreiben und meinte, das sei doch erfreulich. Meine Worte! Doch dann folgte der Hammer, da er auf die grässlichen Geräusche und die starke Entzündung der Bronchien zu sprechen kam. Meine Frage was man da tun könne, konterte er mit einem klaren „Nichts!", da er sich sicher sei, dass die Entzündung bereits ein chronisches Stadium erreicht hätte. Sofort mit dem Rauchen aufhören und viel Bewegung an frischer Luft, wäre das Einzige was er mir momentan raten könnte.

Die Buchstaben blinkten wie die flackernde Leuchtreklame einer heruntergekommenen Bar vor meinem inneren Auge auf -C O P D- (Chronic obstructive pulmonary disease), oder einfach gesagt, Chronisch obstruktive Lungenerkrankung.

Mein Puls meldete sich an beiden Stellen zurück, nur mit erheblich erhöhter Schlagfolge, hatte ich doch bereits über diese Krankheit gelesen und wusste, dass sie irreversibel, also nicht rückführbar sei. Dass vier Millionen Menschen in Deutschland und 400 Millionen weltweit an COPD, einer Erkrankung welche mit zunehmender Verengung der Atemwege und Entzündung im Bereich der Bronchien einhergeht, leiden. Zudem sollen viele Menschen jahrelang mit Anzeichen einer COPD leben, ohne überhaupt zu wissen, dass es sich um diese Krankheit handelt. Die Erkrankung ist einfach noch zu wenig bekannt. Und wer sind die am stärksten Betroffenen, natürlich die Raucher, also Menschen wie ich.

Demnach also kein Lungenkrebs, sondern dafür Erstickungstod!

„Der Unwissende hat Mut, der Wissende Angst."
(Alberto Moravia)

Die Wochen vergingen, der Husten blieb. Die Dinge um mich herum verloren an Farbe, gingen zu einem Grauton über. Meine Psyche bekam Gleichgewichtsstörungen, geriet ins Stolpern.

Meine Frau ging zu Bett und ich begab mich deprimiert in mein Arbeitszimmer, schenkte mir als erstes ein Glas Rotwein ein, nahm die Zigarettenschachtel, schaltete das Radio ein, öffnete das Fenster und setzte mich in meinem, mit abgegriffenem, dunkelbraunem Leder bestückten Lieblingssessel. Ich nahm einen Schluck, zündete mir eine Zigarette an, um sie gleich wieder auszudrücken. Meine Gedanken machten eine Rolle rückwärts.

War es nicht mein Kardiologe, der mir schon vor drei Jahren nahelegte, umgehend das Rauchen einzustellen. Hatte ihn aufgesucht, da sich mein Blutdruck spürbar erhöhte. Er stellte fest, dass sich in meinen Arterien Ablagerungen gebildet hatten.

Der Mann war ein Unikum, erzählte mir von Chirurgen, die er als Metzger bezeichnete, und die sich, nach seiner Erkenntnis, am wohlsten fühlten, wenn sie bis zu den Knöcheln in Blut stünden. Um seiner Warnung bezüglich Rauchstop Schärfe zu verleihen, schilderte er mir plastisch, was passieren könnte, sollte ich es mit seiner Ermahnung nicht ernst nehmen. Da er ein Bayer in München war, was übrigens nicht mehr selbstverständlich ist, meinte er: „Wenns dann übern Marienplatz gehn und es ziagt ähna plötzlich die Haxen weg, dann liegens da, Herzinfarkt oder Schlaganfall. Wenns des überleben, im Rollstuhl sitzen und hier anrolln, möcht ich mir net anhörn, warum hams mi denn net gwarnt!" Dann gab er mir noch, sozusagen als Bonbon, mit auf den Weg: „Denkens dran, ihre Herzwanddicke is grenzwertig!"

Meine Herzwand ein Grenzgänger, beruhigend! Aber als sei das noch nicht genug, schickte er mir noch hinterher: „Und noch mal, die Verkalkung in Ihren Arterien sin net umkehrbar, werden zunehmen, also sofortiger Rauchstopp. Denn wenns sich net dran halten, werden's bei den Metzgern landen." Er war offensichtlich enttäuscht, dass ich nicht lauthals über seinen gelungenen Witz loslachte.

Die Warnung verhallte, doch die Angst verstärkte sich, und nun saß ich da, in meinem

Bermudadreieck aus Herzinfarkt, Schlaganfall und Erstickungstod. Meine depressiven Gedanken bescherten mir einen Tunnelblick, an dessen Ende ich nicht mal ansatzweise Licht sah.

Ich war gerade auf dem Sprung, nicht aus, sondern zum Fenster, da meldete sich im Radio ein Sprecher mit einem Beitrag über die fantastische, heilende Kraft der Natur. Von Paracelsus, Kneipp und einer Nonne Namens Hildegard von Bingen war da die Rede. Ich ließ mich in den Sessel zurück fallen und lauschte dem Sprecher.

Es schien, als würde sich jenseits von Blutdrucksenkern, Diuretika zur Entwässerung, ASS zur besseren Fließeigenschaft des Blutes und was sonst noch an Grausamkeiten auf mich zukäme, eine mir bis dato verschlossene Welt auftun. So banal es klingen mag, ich wurde von einer Euphorie erfasst und mitgerissen. Nicht ahnend, dass ich mich auf einen langen, holprigen Weg begab. Als ich das Radio ausschaltete, kamen die Straßengeräusche zurück, ich erhob das Glas, nahm einen Schluck und wurde von einem tiefen Glücksgefühl heimgesucht.

Leider sind Glücksgefühle nur Sekundensache, aber immerhin!

Die Wende

Der Kaffee war gut, die Hustenattacken heftig, ich putzte keine Zähne. Dennoch begann der Tag zielstrebig und meine dritte Tasse Kaffee, eigentlich ein Becher, nahm ich bereits vor dem PC zu mir. Mir wurde nach kurzer Zeit meiner Recherche bewusst, dass man hier erst einmal die Spreu vom Weizen trennen musste. Doch was war Spreu und was Weizen? Bildlich gesprochen tat sich ein Dschungel voller Heilsversprechen auf, und man musste sich mit einer Machete eine Schneise der Erkenntnis schlagen. Praktisch hieß das, zuallererst wissenschaftliche Arbeiten und seriöse Studien ausfindig zu machen, um dann mit meinem Selbsttest zu beginnen.

Oberste Priorität hatten meine Bronchien, doch meine Recherchen brachten, außer chemischen Bomben, nichts zu Tage. Sicher, so ein Cortison-Spray kann wohl Linderung verschaffen, aber über Jahre genommen, mit einer stetig zunehmenden Verschlechterung plus Nebenwirkungen, konnte nicht meine Zielsetzung sein. Was mir allerdings von der Natur da angeboten wurde, klang nach Wald und Wiesen, konnte bestenfalls zur Reizlinderung beitragen. Da mein Problem aber drängend war, begab ich mich tiefer in die unendlichen Weiten des Internets, und siehe da, ich wurde fündig. Mir kam ein Artikel über einen gewissen Dr. Edward Robertson auf den Bildschirm. Dieser Artikel erschien am 16. November 1942 im „TIME-Magazin" und hatte auf mich, um es flapsig auszudrücken, eine elektrisierende Wirkung.

Dieser Dr. Robertson hatte am >Billings Hospital der Universität von Chicago< Experimente mit Mäusen durchgeführt. Er besprühte eine Gruppe mit Propylenglycol und danach mit Grippe-Viren, alle Tiere überlebten. Nun versprühte er, in identischer Versuchsanordnung, nur Grippe-Viren, alle Tiere verstarben. Im Anschluss an diesem Ergebnis studierte er die gesundheitlichen Auswirkungen des Propylenglycol-Dampfes auf Affen, die er sich von der Universität von Pietro Ricos >School of Tropical Medicine< kommen ließ. Er bedampfte sie über Monate, Tag und Nacht, mit Propylenglycol und das Ergebnis, die Affen waren „glücklicher und fetter als je zuvor."

Ich war beeindruckt, gut, das mit dem Fett gefiel mir nicht.

Dr. Robertson kam zu dem Schluss, dass PG keimtödend wirke. Vermenge man ein Teil

Propylenglykol mit 2 Millionen Teilen Atemluft, würden dadurch Pneumokokken (lösen Lungenentzündung aus), sowie Streptokokken (Entzündungen von Rachen, Lunge, Haut, Herzklappe, Blut, usw.) und andere Bakterien, innerhalb weniger Sekunden abgetötet. Der Stoff sei „geruchlos, geschmacklos, ungiftig, nicht reizend, billig und hoch bakterizid".

In dem TIME-Artikel hieß es unter anderem: „Eine wirksame Vorbeugung gegen Lungenentzündung, Influenza und andere Atemwegserkrankungen kann durch eine brillante Reihe von Experimenten versprochen werden, die in den letzten drei Jahren am Billings Hospital der Universität von Chicago durchgeführt wurden…Dr. Oswald Hope Robertson führte letzte Woche abschließende Tests mit einem neuen, keimtötenden Dampf - Propylenglykol - durch, um Luft zu sterilisieren. Wenn die bisher erzielten Ergebnisse sich bestätigen werden, wird einer der uralten Suchanfragen des Menschen endlich ihr Ziel erreichen."

Wenn ich es richtig verstanden habe, hatte Dr. Robertson sogar dazu angeregt, Schulen und Kindergärten in den Wintermonaten zu bedampfen, um eine Ansteckung der Kinder zu verhindern. Dazu kam es wohl nur noch vereinzelt, oder gar nicht mehr. Ich vermute, dass durch das Penicillin, welches ab 1941 den weltweiten Siegeszug der Antibiotika einleitete, derartige Erkenntnisse nicht mehr gefragt waren. Für die Pharmaindustrie war dieser Stoff zudem nicht interessant, da spätestens bei dem Begriff „billig", vermutlich alle Alarmglocken läuteten.

Nun war Dr. Robertson alles andere als ein medizinischer Nobody, sondern vielmehr ein Seuchenspezialist, der viele Auszeichnungen erhielt und während des 1. Weltkriegs an der französischen Front, Untersuchungen zur Haltbarmachung von Blutkonserven durchführte. Es brachte ihm den Titel „Erfinder der Blutbank" ein. Mich hatte er jedenfalls überzeugt, ich sollte noch ein Anhänger seiner These werden.

Propylenglykol ist in der EU unter der Bezeichnung E 1520 als Lebensmittelzusatzstoff zugelassen. Zum Beispiel für Aromen in Lebensmitteln, oder in Kaugummi. Es erzeugt zudem Dampf (Rauch) und kommt bei Rock-Konzerten, in Fernseh-Shows, im Theater, usw. zur Anwendung.

Testphase

Da ich bereits vor geraumer Zeit gelesen hatte, dass das Liquid der E-Zigaretten genau diesen Stoff als Hauptbestandteil enthielt, was mich zum damaligen Zeitpunkt nicht interessierte, da die E-Zigarette nicht mein Thema war und ich zudem nicht wusste, was sich hinter dem Begriff Propylenclycol verbirgt, keimte nun Hoffnung auf. Ich begab mich zum Großeinkauf.

Da meine Stimmung seit dem Aufstehen keine Aufhellung erfuhr, hatte ich doch nur zwei Zigaretten ansatzweise geraucht, freute ich mich nun auf den ersten Zug, da ich ein Liquid mit Nikotin gewählt hatte. Ich nahm die E-Zigarette in die Hand, drückte den Knopf zur Erhitzung des Verdampfers und zog kräftig daran. Die Enttäuschung folgte sekündlich, Zigarette war das keine. Dennoch zog ich ohne Unterlass, denn mein Hustenreiz hielt sich in Grenzen. Der Raum füllte sich mit Dampf und verschaffte mir zumindest die Illusion zu rauchen. Zudem verloren meine Entzugserscheinungen Zug um Zug an Härte.

Meine Hustenattacken legten von Tag zu Tag ihre Brutalität ab und gleitenden zu einer angenehmen Sanftheit über. Nach vierzehn Tagen intensivem Selbsttest, fragte mich meine Frau beim Frühstück, was ich gemacht hätte, da ich im Schlaf keine Geräusche mehr von mir gäbe. Sie sei besorgt gewesen, habe sogar nach mir gegriffen, da sie absolut nichts gehört habe und Angst bekam, ich könnte tot sein.

Kann man eine schönere, eine beruhigendere Aussage als diese erwarten?

Zehn Jahre ist das nun her, zehn Jahre Dampfen und die Geräusche kamen nie wieder zurück. Glücklich wie die Affen war ich allerdings nicht, zufrieden war ich und was das Fett betraf, so hatte ich zwar anfangs zugenommen, aber moderat.

Mir war klar geworden, dass sich mein Internist getäuscht haben musste, die Entzündung der Bronchien konnte noch nicht chronisch gewesen sein, doch war ich wohl bereits mit überhöhter Geschwindigkeit am Ende einer Kurve angelangt und es hätte nicht viel gefehlt, um mich hinaus zu tragen.

Doch Vorsicht, die E-Zigarette ist alles andere als ein elektronisches Gesundheitsgerät. Was in meinem Fall hilfreich war, muss für Andere noch lange nicht gelten.

Einige Wochen später saßen wir bei Freunden zum Abendessen. Da die Verwunderung darüber, dass ich nicht mehr rauchte, vier der sechs Anwesenden waren starke Raucher, unübersehbar war, ließ ich meiner Begeisterung freien Lauf. Einer meiner Freunde wollte das Gerät testen und zog mehrfach daran, Blick und Gestik signalisierten mir allerdings eine Mischung aus Abneigung und Mitleid.

Dann kam der zweite Tester an die Reihe, er zog und meinte er schmecke gar nichts. Ich sagte ihm, er müsse kräftig ziehen und tief inhalieren, was er auch tat. Da passierte es, er verkrampfte sich, wurde steif und es war, als ob er nicht mehr atmen konnte. Alle sprangen auf, seine Frau schrie, macht doch was, tut was!

Ich rannte zu ihm um den Tisch, schrie er solle ausatmen, schlug ihm auf die Wangen. Er verdrehte die Augen, Panik, alle rechneten mit dem bevorstehenden Exitus. Dann kam er wieder zu sich, rang nach Luft und verstand nicht was die ganze Aufregung um ihn herum sollte. Er war ganz offensichtlich weggetreten, konnte sich nicht daran erinnern was passiert war. War es ein allergischer Schock, oder was auch immer, ich ließ nie wieder jemanden an meiner E-Zigarette ziehen, von einer Empfehlung ganz zu schweigen.

Obwohl so eine E-Zigarette sicherlich alles andere als ein unproblematisches Produkt ist, muss ich sagen, ich bin froh von der Zigarette weggekommen zu sein. 4800 Chemikalien enthält so eine Zigarette, wovon 90 Stoffe nachgewiesen krebserregend sind, worunter sich Gifte befinden, die man vorwiegend in Batterien, Putzmittel und Rattengift vorfindet, Blei/Cadmium, Ammoniak und Arsen/Blausäure.

Vom Saulus zum Paulus

Die Verwandlung kam nicht von jetzt auf gleich, nahm einen größeren, zeitlichen Rahmen in Anspruch und hatte an einem ganz zentralen Punkt begonnen, meinem Herzen. Jahrzehntelang hatte ich nicht auf mich geachtet, nicht in mich hinein gehört. Weshalb auch, es gab keinerlei Zipperlein, geschweige denn Beeinträchtigungen. Was also hätte ich da hören sollen? Dann kam dieser Besuch beim Kardiologen und die Erkenntnis, dass sich die großen Arterien durch Ablagerungen verengt hatten und weiter verengen würden. Durch die zunehmende Verengung der Blutdruck weiter steigen wird, mit all seinen verheerenden Folgen.

Ironie des Schicksals, es war nicht der Arzt, es war ein Installateur, der ein paar Wochen später im Haus war, da der Wasserdruck immer geringer wurde und der mir noch einmal, ohne von meinen Problemen zu wissen, sehr plastisch vor Augen führte, was mich ereilen könnte. Er zeigte mir das Rohr, welches er ausgewechselt hatte, es war von Kalkablagerungen derart zu, dass nur noch Platz für ein Rinnsal in der Mitte blieb. Er meinte, wenn sich da jetzt ein Stück Kalk gelöst hätte, wäre es zum Verschluss gekommen. Feierabend, da wäre bei ihnen kein Tropfen mehr angekommen.

Kein Tropfen mehr angekommen, dieses verkalkte Rohr verfolgte mich bis in meine Träume, ein Alptraum! Natürlich hatte ich die Warnung des Arztes soweit ernst genommen, dass ich seither die erwähnten Medikamente einnahm. Für meine Stimmungslage eher unerfreulich, der Gedanke diese Chemie - und mit der Zeit immer mehr davon - bis ans Lebensende zu schlucken, deprimierte mich.

Zu Beginn der Behandlung verschrieb er mir zweimal am Tag, je 10 mg eines Blutdrucksenkers, eine am Morgen und eine am Abend. Die Folge war, dass mir beim Abendessen, vor lauter Müdigkeit, fast der Kopf ins Essen fiel, mein Blutdruck war im Keller. Bei meiner telefonischen Nachfrage meinte er: „Dann lassen´s die am Abend halt weg!" Da kamen mir dann doch Zweifel, nach welchen Kriterien die Höhe des benötigten Arzneistoffes ermittelt wurde, Zufallsprinzip? Oder eher wie der Bayer zu sagen pflegt: „Schau ma mal, dann seh ma scho!" Später reduzierte ich die Einnahme auf eine halbe Tablette, also 5 mg.

Kurze Zeit nach seinen eindringlichen Ermahnungen gab er seine Praxis aus Altersgründen auf und es folgte ihm ein neuer Kollege, er war anders, er sprach Hochdeutsch. Seither kontaktiere ich ihn jährlich, bis heute.

Von Studie zu Studie mutierte ich zum Naturanhänger, wobei ich bei meiner Suche auf ein Heer von Scharlatanen traf, deren Gedankengängen ich nicht folgen konnte, noch wollte. Trotz alledem wurde mir zusehends klar, welche Kräfte die Natur parat hält und so brachten mir meine Recherchen die verschütteten Erinnerungen an die Kindheit zurück.

Nach dem letzten Weltkrieg in einem 800-Seelen-Dorf aufgewachsen, war es mit dem Essen, gesundem Essen, so eine Sache. Doch rückblickend wurde mir klar, wenngleich die Palette der verfügbaren Speisen äußerst begrenzt war, wurde dennoch für gesunde Ernährung, Vitamine und Mineralstoffe gesorgt.

Zum Beispiel holte ich jeden Freitag Markknochen vom Metzger, sie waren billig. Meine Oma kochte sie aus und kreierte eine kräftige, köstliche Suppe, Brotsuppe! Das alte Brot der Woche wurde in feine Scheibchen geschnitten, obendrauf gab es in der warmen Jahreszeit Brennnesseln, die viele gesunde Stoffe, Mineralien und reichlich Vitamin C, E und A enthielten. Zwecks Abwechslung wurden auch schon mal Gänseblümchen untergemischt, wieder eine Gesundheitsbombe und köstlich obendrein. Als Höhepunkt, sozusagen als Sahnehäubchen, durfte ich das Mark essen.

Im Sommer streunten mein Freund und ich durch die Gegend und wir aßen ohne Unterlass Sauerampfer, ich liebte ihn. All das führte dazu, dass wir mit wichtigen Stoffen versorgt wurden und da wir uns den ganzen Tag die Hände nicht wuschen, beim Essen musste ich es, wurden die Abwehrstoffe kräftig gefördert.

Übrigens war ich lange Zeit der festen Überzeugung, mir könne eh nichts passieren, da wir an heißen Sommertagen, um nicht nach Hause laufen zu müssen, das erfrischend, kalte Weihwasser aus dem Handbecken in der Kirche tranken. Da das Becken für uns zu hoch war, zog man sich abwechselnd mit den Händen am Rand des Steinbeckens hoch, während der Andere einem an den Oberschenkeln umklammerte und hoch hob. So schlürfte man das wunderbar kühle Weihwasser direkt aus dem Handbecken.

Heute haben wir Essen im Überfluss und es ist so günstig, dass man gerne mal ein bisschen mehr als nötig einkauft, um es später, bei Nichtbedarf, zu entsorgen. Und es ist meist nicht die Wurst, der Käse, das Fleisch, sondern die schnell verderbliche Ware, Salat, Gemüse und Obst. Hierdurch findet eine gründliche Entsorgung der Naturapotheke statt. Nehmen wir den Apfel, das Lieblingsobst der Deutschen. Hat er eine braune Stelle, ist er etwas runzelig und nicht mehr rundum rotbackig, fliegt er in den Müll, bestenfalls in den Kompost, dabei sollte doch eigentlich jeder wissen: „An apple a day keeps the doctor away." Sieben Mineralien, sieben Vitamine und sekundäre Pflanzenstoffe enthält so ein Apfel.

Um so tiefer ich mich in die Materie einarbeitete, um so bewußter wurde mir, dass die Feststellung: „Der Mensch ist, was er isst.", seine Berechtigung hat. Sicher, wenn jemand seinen doppelten Schweinebraten mit drei Klößen zu sich nimmt, noch vier Bier und zwei Schnäpse hinterher gießt, in der Nacht aus dem Schlaf hochschreckt und panisch zum Kühlschrank rennt, da er vergessen hatte seinen Apfel für die Gesundheit zu essen, dem dürfte so ein Apfel nur noch bedingt davor bewahren, dass der Doktor eines Tages vor der Türe steht.

„Ein gesunder Mensch ist falsch untersucht."

(Alter Medizinerspruch)

Statine

Was hatte es nun mit meinem Herzen auf sich? Gut über fünfzig Jahre lang Raucher und dann noch diese bisher nicht gekannten, erhöhten Cholesterinwerte und die Ablagerungen in den Arterien. Das Übel war erkannt, es bedurfte keiner weiteren Erklärung, die Diagnose stand fest. Damit wollte und konnte ich mich nicht zufrieden geben.

Nachdem zwischen dem Arzt und mir eine, bis heute andauernde Diskussion über das für und wider von Statine entbrannte, er ein Befürworter, ich ein nach und nach gewachsener Gegner, musste es für mich eine andere Lösung geben.

Statine, da stehen sich zwei wissenschaftliche Blöcke gegenüber, pro und kontra. Beide führen starke Argumente an und es fällt schwer, sich zu entscheiden, auf welche Seite man sich schlägt. Tatsache ist, dass alleine in Deutschland an die fünf Millionen Menschen täglich Statine schlucken. Für die Pharmaindustrie eine extrem übergewichtige Henne, die man redlich ausschlachtet. Fakt ist aber auch, dass man sich darüber wohl einig ist, so unterschiedlich die Standpunkte auch sein mögen, dass nach einem

Herzinfarkt oder Schlaganfall, es das Mittel der Wahl sei.

Als unumstößliche Tatsache gilt zudem, dass Herzkrankheiten weltweit die Todesursache Nummer eins darstellen. Das Beispiel USA zeigt allerdings, dass sich im Laufe von zehn Jahren die Einnahme von Statine beinahe verdoppelt hatte und dadurch die Cholesterinwerte entsprechend sanken, aber überraschenderweise die Zahl der Herztoten dennoch anstieg. Da kommen mir dann doch Zweifel an der Behauptung, Statine seien der Königsweg, um Herzkrankheiten zu verhindern.

Statine, ein Medikament welches in aller Munde ist und von über 200 Millionen Menschen weltweit geschluckt wird, täglich! Rechnet man das auf ein Jahr hoch, würde einem schnell klar, dass dieser Stoff mehr als einen goldenen Boden hat, doch stellt sich gleichzeitig die Frage: Ist auch alles Gold was da glänzt?

Da kommt in der >aerztezeitung.de< ein gewisser Herr Steven Nissen von der Cleveland Clinic in Ohio zu Wort, der sich über die Flut der Falschmeldungen zu Statine beklagt und die Nebenwirkungen auf den sogenannten „Necebo-Effekt" zurück führt. Dabei bezieht er sich auf eine

Studie bei der mehrfach aufgetretene Nebenwirkungen festgestellt wurden. Um diese Nebenwirkungen abzuschwächen, meinte er, dass sich die Patienten auf Grund von Horrormeldungen in den Medien, oder durch das pure Lesen des Beipackzettels, plötzlich Muskelschmerzen einbilden würden, der „Necebo-Effekt" eben. Er schließt seinen Kommentar mit einem dringlichen Appel an die Ärzte. Man müsse zusammenhalten, müsse die Bevölkerung aufklären und die Unterstützung der Medien gewinnen. Aha! Soll das heißen, dass Ärzte und Medien stärker dafür sorgen sollten, dass auch noch der letzte, renitente Verweigerer widerstandslos seine Statine schluckt?

Ein Beitrag im >aerzteblatt.de< kommt hingegen zu einem anderen Schluss. Unter der Überschrift „Cholesterinsenker: Statine in stetem Diskurs", vertritt der Schweizer Epidemiologe Milo Puhan von der Uni Zürich die Meinung, dass eine Primärprävention mit Statine, also Vorbeugung von Krankheit, nur in wenigen Fällen dazu beitrage, Herzinfarkte und Schlaganfälle zu verhindern. Nach seiner Auswertung von Studienergebnissen vertritt er die Auffassung, dass Statine deutlich zu häufig empfohlen würden.

Auf meiner Suche nach Alternativen, stoße ich dann auf die Seite >naturepower.de< und werde prompt wieder mit dem Thema Statine konfrontiert. Hier erfahre ich, dass das >British Medical Journal< über zwei Millionen Daten aus Arztpraxen in England und Wales, über einen Zeitraum von sechs Jahren, zum Thema Statine auswerteten. Die Wissenschaftler hielten fest, dass nicht nur Leber-Funktionsprobleme, sondern auch akutes Nierenversagen, Muskelschwäche und Grauer Star identifiziert wurden.

Das war zu viel für mich, es musste einen anderen Weg geben.

Ich lese einen Artikel über Vitamin K2, welches seit geraumer Zeit zur Osteoporose-Prävention und zur Verbesserung der Knochendichte eingesetzt wird. Wobei weitere Forschungen ergaben, dass es auch für saubere und glatte, vor allem aber elastische Gefäße sorgt.

Es gab mehrere Studien, etwa die >Rotterdam-Studie 2004<, oder die >-Prospect-EPIC-Studie 2009<, welche die Wirkung auf arterielle Erkrankungen bestätigten. Vitamin K2 ist also nicht nur vorbeugend geeignet, sondern kann offensichtlich eine bestehende Gefäßsteifigkeit auf Grund von Verkalkungen wieder verbessern.

Da fällt mein Blick auf eine Studie vom März 2015, des >Expert Review of Clinical Pharmacologe<. Hier kommt man zu dem Schluss, dass Statine keine Arteriosklerose verhindern könnten, ganz im Gegenteil. Grund dafür sei mit unter, dass das Vitamin K 2 durch Statine gehemmt wird. Wenn das zuträfe, dann würden Statine, durch die Hemmung von K 2, kontraproduktiv wirken.

Wobei bei Studien ja stets die Frage im Raum steht, wer hat sie in Auftrag gegeben, welche Interessen stehen dahinter? Denn wie fast überall, gilt auch hier. Wer bezahlt, bestimmt! Zudem scheint es ja ein mehr oder weniger offenes Geheimnis zu sein, dass Pharmakonzerne Ärzte mit Millionenbeträgen motivieren, ihre Medikamente zu verschreiben.

Für mich als Patient, stellt sich da die beängstigende Frage, ist das verschriebene Medikament diagnostisch zwingend notwendig, oder eher eine Gefälligkeit für ein kleines Zubrot? Wobei ich keinesfalls verallgemeinern möchte, ich kenne sehr vertrauenswürdige, kritische Ärzte.

Auch ist es sicher häufig so, dass Ärzte unter Zeitdruck stehen, sich über die Senkung der Cholesterinwerte bei ihren Patienten freuen, ihnen das neue Rezept ausstellen und alles so belassen wie es ist. Die Pharmaindustrie macht es ihnen da auch leicht, steht ihnen hilfreich zur Seite.

So kommt der Kardiologe Robert DuBroff von der Universität of Mexico in einem SPIEGEL-Interview zum Thema Statine zu der Feststellung, dass zum Beispiel bei einer klinischen Studie verkündet wird, das relative Risiko konnte um 30 bis 40 Prozent verringert werden. Das klingt natürlich beeindruckender, als würde man das Ergebnis in absoluten Zahlen ausdrücken, denn da sinkt das Risiko für den Einzelnen oft nur um ein bis zwei Prozent. Hört sich nicht gerade gut an und bleibt daher meistens unerwähnt. Auf den Trick mit dem „Relativen Risiko" komme ich gleich noch zurück.

Professor Andreas Sönnichsen, Wittener Lehrstuhlinhaber merkt zu dem Thema an, dass vielen Patienten ein Lipidsenker verschrieben wird, um das Risiko für einen Herzinfarkt zu senken. Wobei man bei 100 Patienten innerhalb von zehn Jahren fünf Herzinfarkte verhindere, statistisch gesehen 75 von ihnen ohnehin keinen

Herzinfarkt bekommen hätten, sowie 20 Patienten ihn trotz der Behandlung mit dem Medikament bekommen.

Der Großteil der Patienten schluckt demnach völlig sinnlos das Medikament, mit all seinen Nebenwirkungen und teils gravierenden, gesundheitlichen Folgen.

„Gesundheit ist zwar nicht alles, aber ohne
Gesundheit ist alles nichts."

(angeblich von Arthur Schopenhauer)

Homocystein

Doch jetzt zu einem Stoff, der das Risiko für Arteriosklerose ebenfalls stark beeinflussen kann, Homocystein. Hierbei handelt es sich um eine schwefelwasserstoffhaltige Aminosäure, die nicht zum Aufbau unserer körpereigenen Proteine benötigt wird. Man nennt solche Aminosäuren „nicht proteinogen". Dabei handelt es sich um ein giftiges Abfallprodukt, das beim Abbau der Aminosäure Methionin im Organismus entsteht.

Als ich bei meinem Internisten ein Blutbild machen ließ, bat ich um eine Messung meines Homocystein-Spiegels. Die Sprechstundenhilfe war verblüfft, danach habe noch nie jemand gefragt. Und tatsächlich, man hatte kein spezielles Behältnis für das Blut, welches dafür nötig ist. Im Umkehrschluss heißt das aber auch, es wurde noch nie empfohlen solch eine Messung durchzuführen.

Der erste Gefahrenhinweis stammt bereits aus dem Jahr 1969. Bei der Autopsie zweier Kinder, die einen erhöhten Plasma-Homocystein-Spiegel aufwiesen, fand man ausgeprägte, thrombotische und arteriosklerotische Veränderungen der Gefäße vor. Heute gelten bereits leicht erhöhte

Homocysteinwerte als unabhängiger Risikofaktor für koronare, zerebrale und periphere Arteriosklerose und Arteriothrombosen.

Ja hallo, das wird einfach nicht erwähnt, stattdessen der Blick ausschließlich auf die Statine gelenkt. Und das, obwohl die Datenlage eines Zusammenhangs zwischen Homocysteinämie und Arerieosklerose umfangreich und offensichtlich zweifelsfrei belegt wurde.

Beispiel: In der >Physicians´Health Study< wurden 14.916 Männer mit Arteriosklerose zu Studienbeginn deren Homocysteinspiegel gemessen und fünf Jahre lang beobachtet. Die Männer, deren Homocysteinspiegel um 12% anstieg, hatten ein dreifach höheres Risiko einen Herzinfarkt zu erleiden. In der >Framingham-Studie< konnte ein direkter Zusammenhang zwischen einem erhöhten Homocysteinspiegel (11,4 bis 14,3 mmil/l) und dem Risiko einer Stenose (Verengung von Blutgefäßen) gezeigt werden.

Also nochmal, weshalb erfährt man nichts davon, muss sich selbst den Weg zur Findung bahnen? Ganz einfach, hier hätte die Pharmaindustrie keinen Blumentopf zu gewinnen.

Könnte man das patentieren und für den zehnfachen Preis auf den Markt bringen, ja dann! Den Homocysteinspiegel niedrig zu halten, beziehungsweise zu senken, kostet aber kaum etwas und man kann es sich in jedem Drogeriemarkt besorgen. Es handelt sich um eine Kombination aus Folsäure, Vitamin B6 und B12. Allerdings soll der Homocysteinspiegel, setzt man die Kombination ab, wieder ansteigen.

Das Problem der Pharmaindustrie liegt doch darin, dass sie auf Gewinnmaximierung ausgelegt ist. Aus diesem Grund legt diese Branche einen hohen Erfindergeist an den Tag, um den steten Geldfluss nicht auszubremsen. So hatte man beispielsweise in den USA den Zielwert für den systolischen Blutdruck von 140 mmHg auf 130 mmHg gesenkt. Über Nacht hatte Amerika 4,2 Millionen neue Patienten, die jetzt reif für den Blutdrucksenker waren.

Einem Artikel der >Süddeutschen Zeitung< entnehme ich, dass in den vergangenen fünfzig Jahren, mit jedem Jahrzehnt die Grenzwerte für das Cholesterin gesenkt wurden. Von 260 auf 240, über 220 auf derzeit 200. Da stellt sich mir die Frage, wissenschaftlich begründet, oder vielleicht eher ein Notgroschen für die Pharmaindustrie?

Ich vermute Letzteres, da allein diese Cholesterinsenkung im Jahr 1998, den Pharmaherstellern weltweit 50 Millionen neue Kunden zuführte.

Als dann auch noch 2005 die Europäische Kardiologenvereinigung den Grenzwert gar auf 193 Milligramm pro Deziliter senken wollte, hagelte es Proteste, auch von Seiten der Ärzte. Man hätte mit dieser minimalen Änderung ein Viertel aller Erwachsenen einfach für krank und therapiebedürftig erklärt.

Und sollten die Ergebnisse von Studien den Erwartungen der Pharma-Konzerne einmal nicht entsprechen, werden sie erst gar nicht veröffentlicht. Eine andere Methode ist zum Beispiel, man nehme ein wirkungsschwaches Medikament und vergleiche es mit dem neuen Produkt, schon glänzt dieses in einem ganz anderen, strahlendem Licht.

Zeigt ein Medikament in Verlauf einer Studie immer mehr Nebenwirkungen, weshalb sollte man sie da nicht einfach früher beenden, etwa in einem Stadium, wo die Nebenwirkungen noch gering ausfallen. Oder im umgekehrten Fall, zeigt ein Medikament nicht gleich die erhoffte, positive

Wirkung, dann lässt man die Studie einfach länger laufen, bis das Ergebnis stimmt.

Zu guter Letzt bleibt immer noch (wie erwähnt) das sogenannte „Relative Risiko".

Beispiel 1 Absolutes Risiko: Eine Änderung der Sterberate von 4 % auf 3,5 %, ergibt eine Verringerung um 0.5 %, logisch!

Beispiel 2 Relatives Risiko: Therapiegruppe und Kontrollgruppe bestehen aus jeweils 10.000 Personen. Getestet wird, ob das Medikament das Risiko an einer bestimmten Krankheit zu sterben, senkt. In der Therapiegruppe stirbt 1 Person von 10.000 an der Krankheit, in der Kontrollgruppe 2 von 10.000.

Der Hersteller kann nun, mathematisch korrekt behaupten, dass sein Medikament das Risiko an der Krankheit zu sterben, um 50% gesenkt habe. Das klingt natürlich anders, als würde man sagen, unser Medikament hat es geschafft, Einen von 10.000 Patienten vor dem Tod zu bewahren.

Am Beispiel Diabetes kann man gut erkennen, was alles machbar ist. Der Wert wurde von 140mg/dl auf 126mg/dl gesenkt, was der

Pharmaindustrie Millionen neuer Patienten weltweit bescherte. Dann bezog man die Patienten mit Prädiabetes (Vorstufe) mit ein und der Grenzwert wurde auf 100mg/dl gesenkt, wieder wurden weitere Millionen für krank erklärt. Die Formel ist so simpel wie genial, Werte runter, Pillenabsatz rauf. Dazu passt, dass kritische Wissenschaftler 1.000 Veröffentlichungen zu Diabetes-2 analysierten, wobei das Ergebnis erschreckend ausfiel. Gerade mal 6% der Studien entstanden unabhängig von irgendeiner Seite. 94% waren hingegen kommerziell gesponsert, also abhängig. Wobei viele Autoren aus den Pharmaunternehmen kamen, oder ihnen eng verbunden waren. Doch noch erschreckender finde ich, dass fast die Hälfte der Studien von sogenannten „Ghostwritern" in medizinischen Schreibbüros geschrieben wurden. Als sei das nicht schon mehr als genug, traten auch noch namhafte, renommierte Wissenschaftler als Autoren dieser Artikel auf. Vermutlich für eine kleine Aufwandsentschädigung.

Studien sind ja meist mit entsprechenden, statistischen Darstellungen ausgestattet. Ein einziges Beispiel zeigt, wie sehr sie manipulierbar sind. Zieht man ein Diagramm, etwa einen in Etappen aufsteigenden Pfeil, optisch in die Breite, entsteht ein abgeflachter, langsam aufsteigender Pfeil. Nimmt man exakt die gleiche Graphik und verengt sie optisch, entsteht ein steil nach oben strebender Pfeil. Je nachdem was man mit der Statistik aussagen, beziehungsweise suggerieren möchte, verwendet man die eine oder andere Darstellung.

Dazu fällt mir nur noch der geflügelte Begriff ein: Vertraue keiner Statistik, die du nicht selbst gefälscht hast!

„Die Natur ist die beste Apotheke."

(Sebastian Kneipp)

Polyphenole

Meine Suche auf den Pfaden des Internets führten mich durch ein Wirrwarr von gesundheitlichen Versprechungen, die ich gleich wieder verwarf. Doch wie das blinde Huhn, das ein Korn fand, erging es auch mir, ich fand Studien und Erklärungen, die für mich logisch erschienen. Und zu meiner Freude fand ich nicht nur ein, sondern gleich mehrere Körner.

Es begann mit Polyphenole, also sekundäre Pflanzenstoffe. Mein Interesse erweckte vor allem der Granatapfel. Ich nahm 10 ml Granatapfel-Extrakt, zweimal täglich, wobei allerdings der Geschmack gewöhnungsbedürftig war.

Die >Deutsche Apotheker Zeitung< vermerkte dazu, dass es im Laufe der letzten Jahre zu kaum einem anderem Nahrungsmittel mehr Ernährungswissenschaftliche Studien gegeben habe, als zu den Polyphenolen, mit interessanten Ergebnissen. Weiter heißt es auf der Seite, dass Granatapfelzubereitungen in den verschiedenen tierexperimentellen, humanexperimentellen und klinischen Studien zeigten, dass sie sowohl prophylaktisch, als auch therapeutische Wirkungen erzielten. Die Liste ist lang, zum

Beispiel, bei Arteriosklerose, Bluthochdruck, Magenerkrankungen, bakterielle Infektion, zudem bei verschiedenen Karzinomen, Hautkrebs, Hemmung des Knorpelabbau, usw.. Außerdem habe der Granatapfelsaft auch noch eine 1000-fach höhere, antibakterielle Wirkung als der ebenfalls hoch wirksame Blaubeeren- oder Traubensaft. Zudem soll es stark wirksam bei der Hemmung der LDL-Oxidation sein. Also dem LDL, welches sich durch seine Oxidation in den Arterien ablagert. All diese Angaben in der >Deutschen Apotheker Zeitung< bezogen sich auf entsprechende Studien.

Wobei ich auch bei Studien zur Wirkung von Pflanzenstoffen freudig, aber vorsichtig bin. Ich glaube es sozusagen erst dann, wenn ich den Erfolg am eigenen Leib verspürt habe. Dazu später mehr.

Ganz nebenbei sollen Polyphenole auch noch Bakterien hemmen, die zum Aufbau von Zahnbelägen (Plaque) beitragen. Durch ihre bakterizide Wirkung beugen sie Karies vor.

Es waren keine Menschen, sondern weibliche Mäuse, die einen spontanen Haarausfall auf Kopf, Nacken und Schultern entwickelt hatten. Jetzt werden Einige sagen, was soll das denn, Mäuse?

Warum nicht, es sind auch Labor-Mäuse, an denen viele Stoffe und Medikamente für den Menschen getestet werden! Man gab einer Gruppe von Mäusen Polyphenol-Extrakte aus grünem Tee ins Trinkwasser und innerhalb von sechs Monaten entwickelten sie ein signifikantes Nachwachsen der Haare. Bei der Gruppe die nur Wasser bekam, änderte sich hingegen nichts.

Der Sprung von der Maus zu mir. Auch ich litt an verstärktem Haarausfall. Heute kann ich behaupten, den Haarausfall gestoppt zu haben. Das Haar hat natürlich nicht mehr die Dichte wie mit Zwanzig, doch kann ich festhalten, dass ich einen noch immer reichlichen Haarwuchs habe. Gut, die Haare erstrahlen in einem glänzenden Silber, aber das taten sie vor zwanzig Jahren auch schon.

Ob nun das Ausbremsen meines Haarausfalls ausschließlich dem Granatapfel-Extrakt zurück zu führen ist, möchte ich nicht beschwören, da ich noch andere Stoffe nehme, die diesbezüglich wirken.

Coenzym Q10

Hier geben sich Gegner und Befürworter die Klinke in die Hand. So vermerkt zum Beispiel die >verbraucherzentrale.de<, dass eine Stärkung der Abwehrkräfte durch den zusätzlichen Verzehr von Q10 bereits 2001 vom damaligen Bundesinstitut für gesundheitlichen Verbraucherschutz und Veterinärmedizin und später erneut von der EFSA (Europäische Behörde für Lebensmittelsicherheit) verneint wurde.

An anderer Stelle hieß es dann allerdings wiederum, dass Q10 eine große Rolle bei der Energiebereitstellung in den Körperzellen spiele. Es komme vor allem in Lunge, Leber und Herz vor, also den Organen, die sehr viel Energie benötigen würden. Zudem fängt es auch schädliche Sauerstoffverbindungen ab und ist somit wie Vitamin E als Antioxidans aktiv. Weiterhin wurde darauf hingewiesen, es sei belegt, dass mit zunehmendem Alter die Q10 Konzentration in verschiedenen Geweben deutlich abnimmt, wovon vor allem das Herz betroffen ist. 80-jährige hätten im Vergleich zu 20-jährigen nur noch 60 Prozent des Q10 Gehaltes im Herzen.

Hoppla, erst wurde keine Stärkung der Abwehrkräfte festgestellt und dann soll es bei der Energiebereitstellung der wichtigsten Organe hilfreich sein!? Dann wird auch hier noch der bekannte Umstand bestätigt, dass Studien eine eindeutige Abnahme um bis zu 50 Prozent von Q10 unter einer Statine-Therapie zeigten.

Wenn ich es richtig verstanden habe, senken Statine bekanntermaßen den Cholesterinspiegel, um Herz und Kreislauf zu schützen. Auf der anderen Seite entziehen sie wichtigen Organen, wie dem Herzen, das schützende Q10, klingt für mich paradox. Zudem ist diese Hemmung von Q10 vermutlich einer der Hauptgründe für die häufig auftretenden Muskelschmerzen unter Statine.

Zu Q10 stellt der Pharmazeut Uwe Gröber, Leiter der Akademie für Mikronährstoffmedizin, in einem Artikel von FOCUS Online folgendes fest. Q10 sei in Deutschland noch immer wenig bekannt, zudem wurde es unseriöserweise als „Wundermittel" dargestellt. In anderen Ländern sei Coenzym Q10 bereits ein anerkanntes Arzneimittel zur ergänzenden Therapie bei Bluthochdruck und Herzinsuffizienz.

In Kanada und China sei es gar zur zusätzlichen Behandlung der Herzinsuffizienz zugelassen. Zudem konnte eine schwedische Studie mit 600 Patienten zeigen, dass Q10 bei Herzinsuffizienz (ungenügende Leistungsfähigkeit des Herzen) einen hohen Effekt aufweist.

Q10 wirkt in jeder Zelle, damit Energie freigesetzt werden kann. Herr Gröber meint, Q10 sei lebenswichtig, da alle Prozesse, die im Körper ablaufen, von den Mitochondrien abhängig seien. Diese Mitochondrien wandeln aufgenommene Nahrung in nutzbare Energie um, daher spricht man auch von dem „Kraftwerk der Zellen." Ich nehme Q10 seit einigen Jahren und fühle mich fit. Wie es mir ohne zusätzliches Q10 ginge, muss offenbleiben.

Beim >Gesundheitsinstitut Deutschland< lese ich, dass verschiedene Fachzeitschriften empfehlen, bei Migräne Q10 einzunehmen. Die Empfehlung beruft sich auf verschiedene Studien, die eine signifikante Abnahme der Häufigkeit und Dauer von Migräne bestätigen. Bei einer Einnahme von 200 mg Q10, senkte es die Häufigkeit von migräneartigen Kopfschmerzen um 50 Prozent.

Im >aerzteblatt.de< erfahre ich, dass der Einsatz das Coenzym Q10 bislang bei vielen Kardiologen skeptisch angesehen würde. Doch hatte es jetzt in einer randomisierten Doppelblindstudie die Sterberate von Patienten mit einer schweren Herzinsuffizienz (NYHA III/IV) halbiert.

Bei all diesen Erfolgen handelt es sich trotzdem um kein Wundermittel, doch könnte es dazu beitragen, den Alterungsprozess und die dadurch entstehenden Krankheiten, ein wenig hinaus zu zögern.

„Es gibt tausend Krankheiten, aber nur eine Gesundheit."

(Ludwig Börse)

Magnesium

Magnesium ist ein Stoff, auf den ich, bedingt durch meine Diagnose, ebenfalls früh gestoßen bin.

Magnesium aktiviert im Körper mehr als 300 Enzymsysteme und ist an allen ATP-abhängigen Prozessen beteiligt. ATP steht als Abkürzung für den leicht über die Lippen gehenden Begriff „Adenosintriphosphat". Unter ATP versteht man den chemischen Energiespeicher der Lebewesen. Normal arbeitende Zellen verbrauchen pro Sekunde zehn Millionen ATP-Moleküle. Bei einer so unvorstellbaren Menge, entspricht der tägliche Verbrauch in etwa dem des Körpergewichts.

Da ältere Menschen vermehrt einen erhöhten Blutdruck aufweisen, wird ihnen zu den Blutdrucksenkern häufig ein Diuretika (zur Entwässerung) beigemischt. Diese Mittel haben allerdings den unangenehmen Nebeneffekt, Magnesium und Kalium gleich mit auszuspülen, was zu einem Mangel führt, oder führen kann.

Ich lese bei >herzstiftung.de<, ein Interview mit Professor Dr. med. Andreas Götte vom St. Vincent-Krankenhaus Paderborn, zu dem Thema: >Kalium und Magnesium bei

Herzrhythmusstörungen.< Der Professor führt an, Kalium- und Magnesiummangel führe in den Zellen zu einer verstärkten Erregbarkeit der Zellmembranen und damit zu einer verstärkten Bildung von Extraschlägen des Herzens. Zudem komme es zu einer erhöhten Neigung von Herzrhythmusstörungen in den Vorhöfen und Herzkammern. Ein extremer Magnesiummangel könne gar ein bedrohliches Kammerflimmern begünstigen.

Die >verbraucherzentrale.de< vermeldet, dass Magnesium zu einer normalen Muskelfunktion, wie auch zu einer normalen Funktion des Nervensystem beitrage. Magnesium sei von der Europäischen Behörde für Lebenssicherheit geprüft und von der EU zugelassen. Weiter heißt es, Folgen eines langfristigen Magnesiummangels sei eine Verkalkung von Blutgefäßen und der Nieren. Der angegebene Referenzwert für den Magnesiumbedarf bei Frauen ab 25 Jahren liegt bei 300 mg pro Tag und für Männer bei 350 mg. Gleichzeitig heißt es an anderer Stelle, dass nur etwa 30-50 Prozent des täglich über die Nahrung zugeführten Magnesiums vom Körper aufgenommen wird. Dass etwa 40 Prozent der Jugendlichen und junge Erwachsenen die empfohlene Zufuhr nicht erreichen.

Wenn man zudem bedenkt, dass die häufigste Wohnform in Deutschland, mit 41 Prozent, der Singlehaushalt darstellt. Dass er in Großstädten entsprechend höher liegt, Beispiel Hamburg, 54 Prozent. Dass wiederum 34 Prozent der Bewohner von Singlehaushalten über 64 Jahre alt sind, dann kommen mir starke Zweifel, dass wir in einem Magnesium-Seligenland leben. Die junge Generation hetzt, oder wird gehetzt, durchs Leben. Folge, Kantinenessen, Essen im Gehen und Fertigprodukte. Bei älteren Menschen, die in Isolation leben, dürfte die tägliche Zubereitung von gesundem, hochwertigem Essen auch nicht gerade im Vordergrund stehen. Daher neige ich eher zu der Annahme, dass wir uns in einem Magnesium-Mangelland befinden.

Ich verwende Magnesium-Orotat, da Studien gezeigt haben, dass die Orotatsäure bereits positive Wirkung am Herzen zeige. Zudem wurde in experimentellen Untersuchungen gezeigt, dass Magnesium-Orotat positive Auswirkungen auf den Fettstoffwechsel und der Bildung von arteriosklerotischer Plaques in den Gefäßen hat und somit diese vermindern könne.

Selen

Über diesen Stoff wird viel geschrieben und lautstark proklamiert, so sei er etwa giftig, was natürlich Unsinn ist. Nehmen wir zum Beispiel Kochsalz, empfohlen werden eine Zufuhr von 6 Gramm pro Tag, Ein Großteil der Bevölkerung nimmt aber mehr als die doppelte Menge täglich zu sich. Diese Überdosierung bleibt auf Dauer sicherlich nicht ohne Folgen. Das Risiko für Bluthochdruck, Herzinfarkt und Schlaganfall steigt. Um aber gefährliche, bis gar tödliche Dosen zu erreichen, müsste man die 35-fache Menge zu sich nehmen.

Ähnlich verhält es sich mit Selen, denn es wären über die empfohlene Höchstgrenze von 300 Milligramm pro Tag nötig, um diesen Stoff auf Dauer in Gift für den Körper umzuwandeln. Stattdessen gibt es mindestens 30 Eiweißstoffe, die ohne Selen ihre Funktion im Körper nicht erfüllen könnten. Selen trägt zudem zum Abbau der gefürchteten freien Radikale bei (Freie Radikale sind Zwischenprodukte unseres Stoffwechsels und sehr aggressiv. So stellen sie zum Beispiel ein Erklärungsmodell für die Alterung aller Organismen dar).

Selen ist ein Mineralstoff, bei dem die Meinungen extrem weit auseinander gehen. Die Warnungen reichen vom Risiko Diabetes Typ 2 zu entwickeln, bis hin zum Hirnschaden. Ein Blick auf die >apotheke-adhoc.de< lässt mich wissen, dass einer Studie mit 1200 Probanden über einen Zeitraum von sieben Jahren ergab, dass das Diabetes-Risiko bei Einnahme von Selen um 50 Prozent steige.

Das schockt, denn mir reicht schon was ich habe. Doch dann sehe ich, dass keine weiteren Angaben zur Dosis des verabreichten Selen gemacht wurden. Waren es 50, 100, 200, 300 Milligramm pro Tag, oder noch mehr, die Diabetes auslösten? Dann heißt es wiederum, dass die Studie keinen endgültigen Nachweis eines Zusammenhangs (eines Diabetes-Risiko) erbringen konnte.

Nehme täglich 50 Milligramm, zudem wird auf einer anderen Plattform eine tägliche Aufnahme von 70 Milligramm für Männer und 60 Milligramm für Frauen empfohlen. Auch die europäische Behörde für Lebensmittelsicherheit (EFSA), empfiehlt eine tägliche Aufnahme von 70 Milligramm.

Die >verbraucherzentrale.de< meldet unter der Überschrift: „Selen- ein guter Schutz für unseren Körper", dass Selen unter anderem eine wichtige Rolle als Antioxidands im Immunsystem, bei der Produktion von Schilddrüsenhormonen, sowie bei der Bildung von Spermien einnimmt. Gut, das mit der Spermienqualität steht bei mir jetzt nicht gerade im Vordergrund.

Weiter heißt es, dass es zur Selenversorgung in Deutschland keine aktuellen Daten gebe, man aber vermute, dass Teile der Bevölkerung grenzwertig versorgt sind. Wobei meiner Ansicht nach zu berücksichtigen ist, dass die Böden in Europa eher arm an Selen sind und es sicher auch einen Unterschied macht, ob man zum Beispiel in Norddeutschland, oder in Bayern, wo die Anbaugebiete tendenziell weniger Selen aufweisen, lebt. Wie sonst wäre zu erklären, dass: „Tierfutter in der EU mit Selen angereichert werden darf." Wobei es hier, zu meiner Verwunderung, wohl eher zum Schutz der Tiere in der Viehzucht geht, also um diese Nutztiere vor Selenmangelerkrankungen zu schützen.

Ich lese einen Artikel in der >pharmazeutischen-zeitung.de< unter der Überschrift: „Selen: Oft eher schädlich als nützlich." Der Mediensprecher der

DGE (befasst sich mit Funktion und Regulation von Hormonen), Professor Dr. Helmut Schatz, kommt zu dem Schluss, dass zu viel Selen eine Selenvergiftung, die sogenannte „Selenose" bewirken kann. Typische Syndrome einer Selenose seien Magen-Darm-Beschwerden, Haarausfall, zudem Nagelveränderungen, Abgeschlagenheit, Reizbarkeit und Nervenirritationen.

Nun muss man ja kein Arzt sein, noch überrascht es, dass es bei einer langfristigen Überdosierung grundsätzlich zu Nebenwirkungen kommen kann.

Paracelsus (1493-1541) hatte bereits festgestellt:

„Alle Ding´ sind Gift und nichts ohn´ Gift;
allein die Dosis macht, das ein Ding´ kein Gift
ist."

Ich springe also noch einmal zur >verbraucherzentrale.de< zurück und bin beruhigt. Die von Herrn Schatz beschriebenen Symptome sind eben erst bei einer Dosierung ab 300 Milligramm pro Tag zu erwarten, wie gesagt, ich nehme 50 Milligramm.

Mit meiner Beruhigung ist es allerdings dahin, als ich die Überschrift in der >aertztezeitung.de< lese: „Hirnschaden durch zu viel Selen."

Da wird ein Vorfall über zwei Seiten geschildert, der bereits durch die Presse geisterte. Eine fünfzigjährige Frau wurde in eine Klinik eingewiesen, da sie an einer starken Seh- und Gedächtnisstörung litt. Nach entsprechenden Untersuchungen und Ausschlussverfahren, brachte die Frau die Ärzte selbst auf die richtige Spur, sie hatte extrem hohe Selendosen zu sich genommen. Ihre Blutwerte zeigten mit 5370 Milligramm Selen pro Liter, das 50-fache über der Norm.

Die Überschrift dieses Artikels war allerdings keine Frage, da das Fragezeichen fehlte, es suggerierte somit eine Feststellung. Doch die wurde dann noch abgemildert. Eindeutig hätten die Ärzte nicht beweisen können, dass die Symtome ausschließlich durch Selen verursacht wurden. Dann folgte noch der Hinweis, dass Selen keine Effekte in Präventionsstudien zeigten. Selen würden zwar bereits seit langem krebs- und herzkreislaufpräventive Wirkung zugeschrieben, diese hätten sich in großen Studien aber nicht belegen lassen.

Das irritierte mich, ich wechsle auf die Seite von >arthrose.cc< und erfahre, dass in der sogenannten >ClarkStudie<, eine der größten und aussagekräftigste Studien, nachgewiesen wurde, dass Menschen die täglich eine Zusatzmenge an Selen zu sich nahmen, nur halb so häufig an Krebs verstarben, als Personen die ein Placebo bekamen. Weiter wurde festgehalten, dass es als belegt gilt, dass Krebspatienten erniedrigte Selenspiegel im Serum sowie im Vollblut aufweisen. Zudem zeigte sich, dass desto weiter die Tumorerkrankung fortschritt, umso niedriger der Selenspiegel lag.

„Wer nicht jeden Tag etwas für seine Gesundheit aufbringt, muss eines Tages sehr viel Zeit für die Krankheit opfern."

(Sebastian Kneipp)

Kurkuma

Mit diesem Stoff hatte ich in einer äußerst schmerzhaften Situation Bekanntschaft gemacht. Eine Woche Städtereise in Italien, schöne Cafés, wunderbare Restaurants, gutes Essen, aber auch täglich ungezählte Kilometer zu Fuß. Kaum war ich wieder zu Hause, machte ich beim Aufstehen eine falsche, seitliche Bewegung, das wars. Obwohl ich nicht besonders schmerzempfindlich bin, der Schmerz war unerträglich.

Hexenschuss, medizinisch Lumbago, etwas zum Schreien. Wobei der Schmerz an der zuständigen Stelle noch zu ertragen gewesen wäre, es war der Nervenschmerz, der mir ins Bein fuhr. Der Mediziner spricht in diesem Fall von einer „Lumboischialgie." Wer es kennt, weiß wovon ich spreche.

Orthopäde war angesagt und der überraschte mich gleich mit einer Cortisonspritze, zudem verschrieb er mir Ibuprofen 600 und entließ mich mit dem Hinweis, ich könne bei Bedarf ruhig drei Tabletten am Tag nehmen. Ich, der kaum Schmerzmittel zu sich nimmt, zögerte, hinterließ die Spritze doch eine gewisse Linderung. Doch die erhoffte Langzeitwirkung blieb aus, am Abend überkam mich eine reuige Freiwilligkeit, ich schluckte die erste 600er. Auch diese Wirkung hielt nur begrenzt und ich begab mich ins Internet, stieß auf Kurkuma und konnte es kaum glauben, es wirkte und zwar weit über meine Erwartung hinaus. Die Schmerzen, vor allem das Liegen in der Nacht, wurden deutlich erträglicher.

In den ersten Nächten meiner Bekanntschaft mit Lumbago, ging ich mit dem Hund vor die Türe. Ich war noch keine fünfzig Meter vom Haus entfernt, da meldete sich der Schmerz sowohl im Kreuz, als auch im Bein, mit unvorstellbarer Wucht, ich hätte schreien können. Die Folge, ich konnte, dank der grausamen Schmerzen, nicht mehr aufrecht gehen. In der einen Hand die Hundeleine mit dem ziehenden Hund, musste ich so tief gebückt gehen, dass ich mit der anderen Hand die Straße berühren konnte. Was für ein Bild, zum Glück begegnete mir niemand.

Zu Hause erfuhr ich dann, weshalb dieser grässliche Lumbago im Volksmund Hexenschuss genannt wird. Man nennt ihn so, weil er durch die vorgebeugte Haltung an Abbildungen alte Kräuterweiber im Mittelalter erinnert.

Dieser Erstkontakt mit Kurkuma stachelte meine Wissbegier an und das Internet gab mir dazu viele Informationen preis. Kurkuma ist ein indisches Gewürz, welches seit Jahrhunderten als Heilmittel genutzt wird. Der gelbe Farbstoff, der auch dem Curry seine Farbe verleiht, schützt vor vielen Zivilisationskrankheiten. Wobei Kurkuma bei Gallensteinen und Durchfall allerdings nicht angewendet werden sollte.

Das Problem bei Kurkuma ist, dass es „hydrophobe" Eigenschaften besitzt, soll heißen, es ist „wasserscheu", kann aus dem Magen-Darmtrakt nur schlecht resorbiert werden. Daher verwende ich Kurkuma in Verbindung mit Pfefferextrakt/Piperin, da es die Aufnahme erleichtert und die Verfügbarkeit um ein Vielfaches erhöht. Zudem nehme ich es zum Essen ein, im Notfall auch mal mit einer Scheibe fetter Wurst, da es fettlöslich ist und daher besser aufgenommen werden kann.

Die hauptsächliche Wirkung von Kurkuma ist dem Kurkumin zugeschrieben, daher ist es wichtig, dass das Kurkuma-Präparat einen möglichst hohen Anteil an Kurkumin beinhaltet. Laut der Weltgesundheitsorganisation (WHO) sollte die Tagesdosis von 3 Gramm Kurkuma-

Pulver nicht überschritten werden. Da liege ich genau richtig, ich nehme 3000 Milligramm, gleich 3 Gramm.

Pharmazeutinnen der Universität des Saarlands wiesen nach, weshalb Kurkuma antientzündlich wirke. Kurkuma beeinflusse wie Kortison das Protein „Gilz" welches bei Entzündungen eine wichtige Schlüsselrolle spiele, denn es ist gerade dieses Protein, welches bei Entzündungsprozessen verschwindet, doch durch den Kurkuma-Wirkstoff Kurkumin wieder vermehrt gebildet wird.

Kurkuma soll auch nachweislich das Gedächtnis und die Stimmung verbessern. Das habe eine doppelblinde, placebokontrollierte Studie der Forscher der UCLA (Universität of Californa/Los Angeles), mit 40 Erwachsenen zwischen 50 und 90 Jahren ergeben. Bei den Tests verbesserte sich das Gedächtnis der Menschen, die Kurkuma einnahmen, in 18 Monaten um 28 Prozent. In der Placebo-Gruppe war das nicht der Fall. Die Probanden, die Kurkuma erhielten, zeigten im Gehirn-Scans deutlich weniger Amyloid- und Tau-Ablagerungen in der Amygdala und dem Hypothalamus als diejenigen, die Placebo erhielten. Es handelt sich bei der Amygdala und dem Hypothalamus um die Regionen des Gehirns, die Gedächtnis und Emotionen steuern.

Zudem schien sich in der Kurkuma-Gruppe eine Verbesserung der Stimmung abzuzeichnen. Der Studien-Leiter Prof. Gary Small, Direktor für Gerontopsychiatrie, (Anmerkung - befasst sich mit der Lehre vom Alterungsvorgang) merkte dazu an, es sei nicht sicher, wie Kurcumin seine Wirkung entfalte, doch könnte man es auf seine Fähigkeit zurückführen, entzündliche Prozesse im Gehirn zu reduzieren. Entzündungen werden zudem mit der Alzheimer-Krankheit, als auch mit schweren Depressionen in Verbindung gebracht.

Und da wundere ich mich, weshalb ich so fröhlich bin.

„Man sollte dem Leib etwas Gutes bieten,
damit die Seele Lust hat, darin zu wohnen."

(Winston Churchill)

Omega-3-Fettsäuren

Diese Fettsäuren wirken wie ein hochgiftiger Spaltpilz. Selten stehen sich Befürworter und Gegner so stachelig gegenüber.

Vorweg, die Wirkung von Omega-3 beruht auf einer ausgeglichenen Balance zwischen Omega-6- und Omega-3-Fettsäuren. Das Verhältnis sollte bei Omega 6 zu Omega 3, maximal bei 3:1 liegen. Doch das Verhältnis in der Bevölkerung liegt bei etwa 15:1, ein krasses Missverhältnis. Grund hierfür ist die breit gefächerte Verfügbarkeit von Omega-6-Fettsäuren (tierische Fette). Omega 3 hingegen ist rar, da es hauptsächlich in Fisch und Fischölen, oder vegan, etwa in pflanzlichen Lebensmittel enthalten ist. Bei diesem krassen Missverhältnis muss man zudem bedenken, dass es sich bei Omega-6-Fettsäuren um eine schlechte, entzündungsfördernde Fettsäure handelt. Im Gegensatz dazu beugen Omega-3-Fettsäuren Entzündungsprozessen vor.

Mehrere Studien untersuchten die Wirkung von Omega-3-Fettsäuren in Bezug auf Depressionen. Dabei stellte sich heraus, dass die Patienten die den niedrigsten Gehalt an Omega-3-Fettsäuren hatten, den höchsten Grad an Depressionen aufwiesen.

Menschen die sowohl an Angst, als auch an Depressionen litten, hatten noch niedrigere Omega 3 Werte. Wobei man feststellte, dass die EPA-Säure die größte Wirkung erzielte. Die Wirkung setzte erst nach einem Monat ein und im gleichen Zeitraum verschwand sie wieder, wenn man Omega-3 absetzte. Es wurde vermerkt, dass eine EPA-Dosis von 1000 mg täglich eingesetzt wurde.

Omega 3 besteht aus Eicosapentaensäure (EPA) und Docosahexaensäure (DHA) aus Fisch und Fischölen, oder Alpha-Linolensäure (ALA) aus pflanzlicher Nahrung, die im Körper erst in EPA und DHA umgewandelt werden muss.

Der Mediziner Dr. Schmiedel, der seit 20 Jahren Patienten mit Omega-3-Fettsäuren behandelt, nahm unter >autoimunportal.de< zur >VITAL-Studie< Stellung und kam zu einem überraschenden Schluss.

An der Studie nahmen 25.000 Menschen teil. Sie wurden in vier Gruppen aufgeteilt, eine bekam 2000 IE Vitamin D (komme später darauf zurück), eine 1 g Omega-3-Fettsäuren, die dritte Gruppe beide Nährstoffe und die vierte Gruppe Placebos. Die Männer waren älter als 50 und die Frauen älter als 55 Jahre. Die Dauer erstreckte sich über fünf Jahre. Die Schlussfolgerung der Autoren lautete allerdings, Omega-3-Fettsäuren schützen weder vor kardiovaskulären Ereignissen, noch vor Krebs.

Dr. Schmiedel kritisiert mehrere Punkte dieser Studie, da sie das Ergebnis beeinflusst haben könnten. So war die Dosis, 1 g gleich 840 mg Omega-3-Fettsäuren zu gering, da er bei Behandlungen nur selten unter 2000 mg am Tag gehe. Er hätte zudem ein anderes Verhältnis der Fettsäuren bevorzugt, da eine koronare Herzkrankheit mit Entzündung zu tun hat und EPA besser gegen Entzündung wirkt als DHA. Es sei künstlich aufbereitetes Fischöl verwendet worden, welches so in der Natur nicht vorkäme. In der Methodik der Studie wurde nicht beschrieben, wann und wie die Fischölkapseln eingenommen wurden.

Bei tausenden Studienteilnehmern wurde der Omega-3-Index gemessen, also die Summe von EDA/DHA im Vergleich zur Gesamtmenge der Fettsäuren. Bei den Teilnehmern lag der Index zu Beginn bei durchschnittlich 2,7 % und während des Verlaufes stieg er bis auf durchschnittlich 4,1%, was also nach wie vor einen schlechten Wert darstellte. Werte unter 4 % zeigen ein hohes Risiko für einen Herztod an, zwischen 4 und 8 % ein moderates Risiko, über 8 % steht für eine gute Prognose. Es gab dennoch 8 % weniger kardiovaskuläre Ereignisse, bei dieser niedrigen Dosis Omega-3-Fettsäuren. Im Vergleich zur Placebo-Gruppe, 25 % weniger Herzinfarkte, 50 % weniger tödliche Herzinfarkte und 17 % weniger neu aufgetretene koronare Herzerkrankungen. Und dann räumten die Autoren auch noch ein, dass mindestens die doppelte Dosis Omega 3 für Präventionszwecke empfohlen wird.

Dr. Schmiedel meinte dazu, dass er sich diesem Statement der Autoren voll und ganz anschließen könne. Er sei verwundert, dass die Autoren in ihrer umfangreichen Publikation zugaben, dass die Studie eigentlich von Anfang an falsch angelegt war.

Doch dann stieß ich auf die >REDUCE-IT-Studie.< Bereits beim lesen der Überschrift unter assmann-Stiftung.de ging mir sozusagen das Herz auf.

„Die Omega-3-Fettsäure EPA schützt vor Herzinfarkt und Schlaganfall - Ausnahmeergebnisse der REDUCE-IT-Studie."

Wissenschaftler der >Harvard Medical School< in Boston konnten überraschend belegen, dass eine hochdosierte Gabe der Omega-3-Fettsäure EPA, nicht nur dazu führte den Spiegel der Blutfette von Hochrisikopatienten signifikant zu senken, sondern auch die Wahrscheinlichkeit für Herzinfarkt, Schlaganfall und den Tod durch kardiovaskuläre Ereignisse um bis zu einem Viertel verringern kann.

Die Studie wurde auf der Jahrestagung der >American Heart Association< in Chicago als ein absolut herausragender Meilenstein in der kardiovaskulären Prävention gewürdigt.

An der Studie nahmen 8.179 Männer und Frauen über 45 Jahre teil, wobei Dreiviertel der Teilnehmer von einer schweren Herz-Kreislauferkrankung betroffen waren. Die Übrigen litten an Typ 2 Diabetes und wiesen andere kardiovaskuläre Risikofaktoren auf. Obwohl sie, für einen mittleren LDL-Cholesterinspiegel, eine durchaus angemessene Statinebehandlung bekamen, zeigten sie dennoch eine, für Hochrisikopatienten nicht ungefährliche Hypertriglyzeridämie (Blutfette über 150 mg(dl).

Zum Einsatz kam das Präparat „Vascepa", mit hochdosierter EPA-Fettsäure, zweimal täglich 2 Gramm, die Placebogruppe erhielt ein ölhaltiges Präparat. Dauer der Studie, über fünf Jahre.

In der Intervention-Gruppe traten im Lauf der Behandlungsdauer 17,2% von kardiovaskulär verursachten Tod auf, in der Placebo-Gruppe 22 Prozent. Die hohe Gabe von EPA senkte signifikant das kardiovaskuläre Risiko um 25 Prozent, einschließlich der Verringerung der kardiovaskulären Todesfälle um 20 Prozent. Reduzierung der Herzinfarkte um 31 Prozent und eine Verminderung der Schlaganfälle um 28 Prozent.

Die Ergebnisse der REDUCE-IT-Studie werden derzeit als der möglicherweise größte Erfolg in der kardiovaskulären Prävention seit der Entwicklung von Statine diskutiert.

Sowohl die ASEND-, ORIGIN- oder VITAL-Studie konnten angeblich keine herzschützende Effekte von Omega-3-Fettsäuren belegen. Doch wurden bei all dieser Studien viel niedrigere Fettsäuren eingesetzt.

Und ich als Laie komme mir überfahren vor, weshalb hat man bei all diesen Studien stets die gleiche, niedrige Dosierung verwendet, wenn man von den Ergebnissen vorheriger Studien davon ausgehen konnte, dass man mit einer fast unumstößlichen Wahrscheinlichkeit zu dem gleichen Ergebnis gelangt. Und wer leistet sich solch kostspielige Studien, wenn das Ergebnis bereits vorher absehbar ist?

Die >DACH-Gesellschaft Prävention von Herz-Kreislauferkrankungen e.V.< vermerkt, ihre Daten würden aufzeigen, dass Hochbetagte ohne Demenz, Spiegel von EPA und DHA im Zielbereich von 8-11% aufweisen.

„Alles was gegen die Natur ist,
hat auf Dauer keinen Bestand.“

(Charles Darwin)

VITAMIN-D-3

Die >Deutsche Apotheker Zeitung< vermerkt, über kaum ein anderes Vitamin sei in den letzten Jahren so viel publiziert und debattiert worden, wie über Vitamin-D. Eine Unterversorgung mit Vitamin-D sei in der Bevölkerung weit verbreitet. Neben den bekannten Einflüssen auf die Knochengesundheit würden Zusammenhänge mit kardiovaskulären Erkrankungen, Krebs und Autoimunerkrankungen diskutiert.

An diesem Punkt stoße ich zwangsläufig wieder auf die bereits erwähnte >VITAL-Studie< zu Omega-3-Fettsäuren, da in dieser Studie parallel dazu die Wirkung von Vitamin D untersucht wurde. Es ging um die Primärprävention von Krebs- und Herzerkrankungen durch Vitamin-D-Gabe.

Ich überspringe die Details und gehe direkt zum Ergebnis der Studie. Im Mittel von 5,3 Jahren erkrankten 1617 Teilnehmer an Krebs, davon 793 in der Vitamine-D-Gruppe und 824 in der Placebo-Gruppe, also 31 weniger Todesfälle in der Vitamin-D-Gruppe. Bei der krebsbedingten Sterblichkeit sah das Ergebnis noch besser aus, da gab es in der D-Gruppe eine Abnahme um 17

Prozent, 154 zu 187 Todesfälle, 33 Todesfälle weniger. Das Fazit der Studie lautete allerdings, es sei nicht gelungen eine primärpräventive Wirkung einer Suplementierung von Vitamin-D-3 auf invasive Krebserkrankungen und kardiovaskuläre Ereignisse zu belegen.

Unter >vitamindservice.de< nimmt Dr. med. Raimund von Helden, zur VITAL-Studie Stellung. Er sieht, wie Dr. Schmiedel bei der VITAL-Studie zu Omega-3-Fettsäuren, die Methoden der Studie ebenfalls als problematisch an. Unter anderem bemängelt er, dass in der Therapie-Gruppe nur 2000 IE Vitamin D täglich verabreicht wurden, also gerade mal doppelt soviel wie für Babys. Dass der Vitamin-D-Spiegel nur einmal zu Beginn, nicht aber am Ende der Studie bestimmt wurde, usw..

Die Kurzfassung der VITAL-Autoren lautete: „no effects".

Dr. Raimund von Helden meint, dass die publizierten Studiendaten sehr wohl einen Nutzen des Vitamin-D zeigten, 33 % weniger Krebs bei Schwarzen, 24 % weniger Krebs bei Schlanken, 14 % weniger Krebs bei Normalgewichtigen, und Krebs-Tod um 17 % reduziert. Dr. von Helden zieht, unter anderem, die Schlussfolgerung, Unterdosierung sei eine klassische Strategie, um eine Unwirksamkeit vorzutäuschen. Er gibt den Rat, nicht den Überschriften zu glauben, sondern die Inhalte zu prüfen.

Nun komme ich zu meiner Erfahrung mit Vitamin-D-3. Vor vielen Jahren las ich den Bericht eines Arztes, der in jedem Winter auf seine Erkältung warten konnte. Ein Kollege empfahl ihm es mit Vitamin-D zu versuchen. Er nahm daraufhin täglich 1000 IE übers gesamte Jahr und hatte seit dem nie wieder eine Erkältung. Das spornte mich an und ich nahm seit dieser Zeit ebenfalls Vitamin-D. Angefangen mit 1000 IE, stieg ich später auf 2000 IE pro Tag um. Meine Erfahrung war die gleiche, ich hatte seither nie wieder eine Erkältung, keinen grippalen Infekt, geschweige denn eine Grippe (ohne Impfung).

Das >zentrum-der-gesundheit.de< kommt zu dem Schluß, dass Vitamin-D offensichtlich die Gefahr einem Grippetod zu erliegen, deutlich senken kann. Eine Studie über Grippeepidemien zeigte, dass Vitamin-D eine regulatorische Wirkung auf das Immunsystem habe. Um so stärker der Vitamin-D-Mangel im Winter ausgeprägt sei, um so höher steigt nicht nur die

Zahl der Grippekranken, sondern auch die Gefahr an Grippe zu sterben. Dazu meint der Leiter der Studie, Professor Johan Moan, UV-Strahlung rege die Produktion von Vitamin-D in der Haut an, doch in den Wintermonaten stehe die Sonne selbst im Zenit, also so niedrig, dass die Produktion von Vitamin-D in der Haut gar nicht stattfinde.

Laut der Deutschen Gesellschaft für Ernährung (DGE) sind in Deutschland etwa 60 Prozent der Bevölkerung nicht genügend mit Vitamin-D versorgt.

Professor Dr. Jörg Spitz, eine Kapazität auf dem Gebiet von Vitamin-D, meinte in einen seiner Vorträge, dass es so einfach mit der Aufnahme von Vitamin-D über die Sonne, wie es in den Medien proklamiert wird, nicht sei. Auch der Rat im Sommer aufzutanken, um dann mit dem gespeicherten Vorrat durch den Winter zu kommen, stimme so nicht. Sonne vor 11:00 Uhr bringe nichts und gemütlich ein Gläschen am Spätnachmittag in der Sonne zu trinken, macht bestimmt Spaß, bringt aber auch kein Vitamin-D. Die Erklärung von Professor Spitz, die Sonne müsse im 45 Grad-Winkel stehen, damit man überhaupt Vitamin-D tanken kann. Und da gibt es einen einfachen Trick um das festzustellen. Man wende der Sonne den Rücken zu und wenn der Schatten länger ist als man selbst, bringt ein Sonnenbad, zumindest was Vitamin-D betrifft, nichts. Ist der Schatten gleich lang, hat die Vitamin-D-Tankstelle seine Tore weit geöffnet.

Zudem darf man nicht vergessen, dass der Einfallswinkel von 45 Grad zur Erde, nur in den Monaten April bis September erreicht wird. Dieser Einfallswinkel wiederum existiert aber nur in den Mittagsstunden. Sollte man dabei allerdings Sonnenschutz für die Haut auftragen und eine große Sonnenbrille für den Augenschutz aufsetzen, dann vermittelt so ein Sonnenbad sicher ein wohliges Gefühl, doch der Vitamin-D-Spiegel erfährt keine Steigerung.

Laut dem Robert-Koch-Institut erreichen In Deutschland gut die Hälfte der Erwachsenen nicht einmal eine Serumkonzentration von 20 Nanogramm pro Milliliter. Ein idealer Vitamin-D-Spiegel liegt aber bei 40 bis 60 Nanogramm pro Milliliter.

Da ich mittlerweile, beim Schreiben dieser Zeilen, unter freiwilliger Isolation stehe, dem Corona-Virus sei Dank, möchte ich noch auf eine der vielen, unterschiedlichsten Meldungen zu diesem Virus eingehen. Zumal schon mal so abstruse Meldungen wie - Erdbeeren schützen vor COVID-19 - unterwegs sind.

Auf >german.china.org< entdecke ich folgende Überschrift: „Studie: Vitamin-D spielt wichtige Rolle bei Sterblichkeitsrate von COVID-19-Patienten."

Ein Forscherteam unter der Leitung der Northwestern University (NU) fand heraus, dass bei COVID-19-Patienten mit großem Vitamin-D-Mangel, es doppelt so häufig zu schweren Komplikationen, bis hin zum Tod führte. Nach einer statistischen Analyse von umfangreichen Daten aus Krankenhäusern und Kliniken in China, Frankreich, Deutschland, Italien, Iran, Südkorea, Spanien, der Schweiz, Großbritannien und den USA stellten die Forscher eine starke Korrelation zwischen den Vitamin-D-Spiegel und einem Zytokinsturm fest. (Anm. eine lebensgefährliche Entgleisung des Immunsystems). Der Erstautor der Studie meinte, es sei nicht die Zerstörung der Lunge durch das Virus selbst. Es seien vielmehr die Komplikationen der fehlgeleiteten Attacke des Immunsystems, die zum Tod führten.

Vadim Bachmann, Professor für Biomedizin-Technik an der NU ist der Auffassung, Vitamin-D wird nicht verhindern können, dass sich Patienten mit dem Virus infizieren, doch kann es Komplikationen reduzieren, sowie den Tod bei Infizierten verhindern.

Da mir die Wirkung, was ein gutes Immunsystem betrifft, absolut logisch erscheint und es auch überwiegend ältere Menschen, mit vermutlich mangelnder Vitamin-D-Versorgung trifft, bin ich hoffnungsvoll, aber auch skeptisch. Dennoch habe ich in diesen fürchterlichen Zeiten meine Vitamin-D-Dosis auf täglich 4000 IE erhöht. Man weiß ja nie!

Unter >GesünderNet< lese ich zudem über eine Studie der Universität Hohenheim in Stuttgart, die zeigen konnte, dass Grunderkrankungen, wie auch Risikofaktoren, mit einem niedrigen Vitamin D-Spiegel einher gehen. Grunderkrankungen wie Diabetes, Herz-Kreislauf-Erkrankungen, starkes Übergewicht und Bluthochdruck zeigen bei einer Covid-19-Infektion ein hohes Risiko für schwere Verläufe auf. All diese Erkrankungen weisen nämlich eine Gemeinsamkeit auf, sie gehen häufig mit einem niedrigen Vitamin-D-Spiegel einher.

Professor Dr. Biesalski weist darauf hin, dass Vitamin-D nicht nur das Immunsystem reguliert, sondern auch das sogenannte „Angiotensin-System" (RAS), welches vor allem für die Regulierung des Blutdrucks wichtig ist. Bei einer Infektion sorge Vitamin-D dafür, dass die beiden Systeme nicht aus dem Ruder laufen, da laut Professor Dr. Biesalski das Coronavirus eine wichtige Schaltstelle dieses Regelkreises befällt, können sich pro-entzündliche und anti-entzündliche Prozesse nicht mehr die Waage halten.

Nachtrag zu Vitamin-D

Da im Laufe der COVID-19-Pandemie immer neue Berichte zur Wirksamkeit von Vitamin-D erscheinen, möchte ich noch einmal kurz auf dieses Thema eingehen. Bis September 2020 erschienen 60.000 wissenschaftliche Arbeiten bezüglich COVID-19.

Epidemiologische Studien (sie befassen sich mit der Entstehung, der Ausbreitung und der Bekämpfung von Epidemien, wie auch der Bekämpfung von Massenerkrankungen) zeigten offensichtlich einen ganz klaren Zusammenhang von Vitamin-D-Mangel und einem SARS-CoV-2-Infektionsrisiko, sowie der Schwere des Krankheitsverlaufs. Die Studien zeigen, dass ein Vitamin-D-Mangel mit einer bis zu 19-fach höheren COVID-19-Sterblichkeit einhergeht. Eine Interventionsstudie aus Spanien stützt diese Erkenntnisse. Hochdosierte Vitamin-D-Gaben konnten den Krankheitsverlauf von 76 CORONA-19 Patienten positiv beeinflussen. Von den 50 Patienten, die mit Vitamin-D behandelt wurden, musste nur ein Patient auf die Intensivstation. Von den 26 Patienten, die kein Vitamin-D erhielten, waren es die Hälfte, also 13 Personen, die auf der Intensivstation behandelt werden mussten.

Eine umfangreiche Studie des Deutschen Krebsforschungszentrums (DKFZ) mit 9548 Personen, konnte zeigen, dass in einem Zeitraum von 15 Jahren, 41 Prozent der Todesfälle durch Atemwegserkrankungen auf eine ungenügende Vitamin-D-Versorgung zurückzuführen sei. Bezüglich COVID-19 weisen die Autoren zudem auf das enorme Potential von Vitamin-D hin. Weitere Studien zeigen, dass eine Vitamin-D-Gabe bei dem „Akuten Atemwegssyndrom" eindeutig Besserung brachte. Bei COVID-19-Patienten tritt dieses Syndrom häufig auf und endet oft tödlich. Zudem sei belegt, dass eine Vitamin-D-Gabe zu einer Verkürzung des Krankenhausaufenthaltes führt.

Nach Gutachten der Europäischen Behörde für Lebensmittelsicherheit (EFSA), gilt die tägliche Einnahme von 4000 I.E. pro Tag als sicher. Eine Dosis, die ich ja bereits einnehme, wobei ich verwundert bin, da bisherige Empfehlungen meist schon bei 2000 I.E. ihr Ende fanden. Die Amerikanische Gesellschaft für Altersmedizin empfiehlt schon seit langer Zeit eine Einnahme von 4000 I.E. pro Tag.

Hierzulande wird hingegen immer wieder vor der Gefahr einer Vergiftung durch Vitamin-D gewarnt, wobei meist keine Angaben zur Höhe der Dosis zu finden sind, die zu einer Vergiftung führen könnten. Daher frage ich mich, wem diese Verunsicherung wohl dienen könnte?

Wenn Vitamin-D tatsächlich keinerlei Wirkung bei COVID-19 zeigen würde, stellt sich mir die Frage, weshalb wurde der amerikanische Präsident Donald Trump, bei seiner CORONA-Erkrankung, zusätzlich zu seinen heftigen Medikamenten, mit Vitamin-D behandelt? Man sollte doch davon ausgehen, dass ein ganzes Team hochrangiger Spezialisten sich darüber im Klaren waren, weshalb sie dem Präsidenten zusätzlich Vitamin-D verabreichten!

Jetzt bleibe ich erst recht bei meiner Vitamin-D-Dosis!

Vitamin K 2 MK-7

Wie bereits im Zusammenhang von Statine kurz erwähnt, möchte ich noch einmal auf dieses Vitamin zurück kommen.

Wie gesagt, nachdem ich seit etlichen Jahren Vitamin-D einnehme, stieß ich, leider erst später, auf dieses Vitamin. Salopp ausgedrückt, verhindert K 2, dass Kalzium orientierungslos im Blut umher schwimmt, um sich dann in den Arterien abzulagern. K2 sorgt dafür, dass Kalzium dahin schwimmt, wo es hin gehört, in die Knochen (Knochendichte).

Es gibt verschiedene Arten von K-Vitaminen, deren Wirkung noch weitgehend unerforscht sind, wobei K 1 und K 2 am bekanntesten sind. Ich nehme K 2 Mk-7 „All Trans" ein, da es aus natürlicher Quelle stammt. Es ist auch nachweislich das effektivste Vitamin K 2, in Bezug auf Knochenmasse und Blutgefäße. Die Forscher Henrik Dam und Edward Adelbert Dosis. erhielten für die Entdeckung den Nobelpreis im Bereich Medizin. Doch ging es dabei eben um die Entdeckung von Vitamin K1 und seine Wirkung auf die Blutgerinnung und nicht um Vitamin K 2.

Die >deutsche-apotheker-zeitung.de< vermerkt, dass die >Rotterdam-Studie< 2004 einen Zusammenhang von Vitamin-K-Zufuhr und der Arteriosklerose untersuchte. Es konnte gezeigt werden, dass eine überdurchschnittliche Zufuhr von Vitamin K 2 mit der Nahrung nicht nur mit einer reduzierten Arteriosklerose-Rate, sondern auch mit einer reduzierten kardiovaskulären und Gesamtmortalität in Verbindung gebracht werden konnte. Wenn ich es richtig verstehe, wurde bei der Studie K 2 eingenommen und nicht K 2 MK-7, dennoch scheint bereits K 2 positive Effekte erzielt zu haben. Wobei Vitamin K 2 MK-7, da es die höchste Bioverfügbarkeit aufweist und am längsten im Blut zirkuliert, zu der wirksamsten Form des Vitamin K 2 gezählt wird.

In einer Studie wurden Ratten „Warfarin" verabreicht, um eine Verkalkung der Arterien künstlich zu erzeugen. Warfarin ist ein Gegenspieler von Vitamin-K. Es hemmt die Blutgerinnung und befindet sich daher auch in den sogenannten „Blutverdünnern". Es zeigten sich unter anderem Nebenwirkungen, wie etwa Arteriosklerose und Osteoporose, da sie Vitamin-K daran hindern, den Kalzium-Spiegel zu regulieren.

Bei den Ratten, die Vitamin K-2 ins Futter bekamen, reduzierte sich die Arterienverkalkung um 50 %, im Vergleich zur Kontrollgruppe.

Nach der sogenannten >Health Clain-Verodnung< der EU, trägt Vitamin K zum Erhalt normaler Knochen bei.

Mein Zahnarzt meinte bei meinem letzten Kontrollbesuch, es liege nicht die geringste Schädigung vor. Wenn er nur solche Kunden wie mich hätte, könnte er die Praxis zusperren. Nun könnte man annehmen, bei mir läge einfach eine gute Veranlagung vor. Falsch, früher waren meine „weichen" Zähne sehr anfällig, eher ein Problemfall.

„Krankheiten befallen uns nicht aus heiterem Himmel,
sondern entwickeln sich aus täglichen Sünden wider
die Natur. Wenn sich diese gehäuft haben, brechen sie
unversehens hervor.“

(Hippokrates)

ASS (Acetylsalicysäure)

ASS ist fast jedem als Schmerzmittel unter dem Markennamen >Aspirin< bekannt. Mir hatte es noch mein Warner, der bayerische Kardiologe, zur Pflicht gemacht, täglich 100 Milligramm einzunehmen. Er erklärt mir, ASS verhindere, dass die Blutplättchen aneinanderkleben und sich so verklumpen. Es wirke durch sein Vorhandensein im Blut quasi wie zwei gegenpolige Magnete, die sich abstoßen, also die Blutplättchen. Zudem würde diese geringe, tägliche Menge absolut frei von Nebenwirkungen sein. Seitdem hielt ich mich daran, bis in letzter Zeit immer neue Meldung die Runde machten, die mich über den Sinn einer täglichen Einnahme zunehmend zweifeln ließ.

ASS habe zwar eine Schutzwirkung vor Herzinfarkt, da es die Bildung von Blutgerinnsel hemmt, also im Prinzip das, was mir mein Kardiologe bildhaft schilderte. Doch dann kam es, Langzeiteinnahme birgt Risiken, etwa innere Blutungen. Es sollte nur bei aufgetretenem Herzinfarkt oder Schlaganfall eingenommen werden, zudem wird bei Personen über 70 Jahre von einer Langzeiteinnahme gleich ganz abgeraten. Hoppla!

ASS erhöht das Risiko für eine Makuladegeneration (AMD), wodurch ein Verlust der Sehkraft im Bereich des schärfsten Sehens entsteht. Was im schlimmsten Fall zur totalen Erblindung führen kann. Paulus de Jong vom Niederländischen Institut für Neuro-Wissenschaften kommt am Ende seiner Studie zu dem Schluss, dass Personen die ASS einnehmen, doppelt so häufig an AMD erkranken, als andere Personen.

Dann heißt es an anderer Stelle wieder, niederländische Forscher haben eine Studie beim Europäischen Krebskongress in Wien vorgestellt und erklärt, dass eine niedrige Dosis ASS, regelmäßig eingenommen, bei Darmkrebs die Überlebensrate verdoppelt. Dieses Ergebnis hatte wohl überrascht, da Krebspatienten, die nach der Diagnose mit der Einnahme von ASS begannen, eine Fünf-Jahres-Überlebensrate von 75 % aufwiesen. Bei Patienten, die kein ASS einnahmen, betrug die Überlebensrate nur 42 %.

Bei einer Langzeiteinnahme von ASS erhöhe sich das Hautkrebsrisiko bei Männern massiv. Eine Studie ergab, dass Männer die ASS einnahmen, ein fast doppelt so hohes Risiko ein Melanom zu entwickeln, ausgesetzt waren. Seit ich ASS regelmäßig einnehme, stelle ich fest, dass sich bei dem geringsten Druck auf meinen Handrücken, etwa wenn ich mich leicht anstoße, ein Bluterguss unter der Haut bildet.

Wie gesagt, da ich neben Vitaminen und sekundären Pflanzenstoffe, die schon teils eine Blutverdünnung bewirken, auch noch Omega-3-Fettsäuren einnehme, habe ich die tägliche Einnahme von ASS bis zu meinem nächsten Besuch beim Kardiologen ausgesetzt.

Und dann lese ich noch, dass eine dauerhafte Einnahme von ASS zu Magengeschwüren führen kann. Na dann, Mahlzeit!

„Die Gesundheit ist wie das Salz.
Man bemerkt nur, wenn es fehlt.“

(Aus Italien)

Bierhefe

„Brauereien sind die vornehmsten Apotheken."

Meinte bereits im 18. Jahrhundert ein gewisser Dr. Heckel. Paracelsus, Hippokrates, Sebastian Kneipp und Hildegard von Bingen hinterließen zahlreiche Aufzeichnungen, die exakt belegen, dass diese Hefe jahrhundertelang als eine der wichtigsten Arzneien angesehen wurde.

Lange Zeit wurde dieses Abfallprodukt der Braukunst entsorgt, bis man wiederentdeckte was in diesem 100-prozentigen Naturprodukt steckt. Und daher bin ich seit Jahren ein absoluter Fan dieses Abfallproduktes.

Bierhefe zeichnet sich in erster Linie durch seinen Gehalt an fast allen B-Vitaminen, Mineralstoffen, Spurenelementen und einer großen Anzahl von Aminosäuren aus. Es enthält Folsäure, Magnesium, Eisen, Kupfer, Zink, sowie Kalium und Phosphate. Die positive Wirkung von Bierhefe erstreckt sich von der Haut, den Haaren, den Nägeln, über das Herz, bis hin zum Nervensystem. Bierhefe enthält Biotin, welches das Zellwachstum der Haut verbessert und dank Zink die Hautzellen schneller regeneriert und

Entzündungen hemmt. Bierhefe wird zudem erfolgreich bei Diabetes angewendet, da sie die körpereigene Insulinproduktion beeinflusst und aktiviert. Ebenfalls regt sie den Stoffwechsel an und wird zudem bei Magen-Darm-Problemen eingesetzt.

Schaut man sich die Liste der Inhaltsstoffe an, hat man das Gefühl es nimmt kein Ende. Wenn ich richtig gezählt habe, enthält Bierhefe 6 nichtessentielle Aminosäuren und 12 essenzielle Aminosäuren (die der Körper nicht selber herstellen kann). Zudem enthält Bierhefe 8 einfach gesättigte Fettsäuren, 13 ungesättigte Fettsäuren, und 15 mehrfach ungesättigte Fettsäuren (also besonders wertvolle Fettsäuren).

Das Unglaubliche daran, dieses hochwertige Naturprodukt ist in jedem Drogeriemarkt erhältlich und das zu einem Preis von unter 4 Euro für 400 Tabletten. Nimmt man die angegebene Menge von 15 Tabletten pro Tag, reicht es fast einen Monat. Übrigens wird Bierhefe deshalb in Tablettenform gepreßt, da man beim Einnehmen so den bitteren Geschmack umgeht.

Ich hatte bereits erwähnt, dass ich mit meinem Haarwuchs zufrieden bin, aber nicht sagen könne, was den Erfolg genau ausmache, da ich mehrer Stoffe mit einer ähnlichen Wirkung einnehme. Bierhefe ist so ein Stoff, denn Biotin hat einen Einfluss auf den Eiweißstoffwechsel, der das Haarwachstum fördert, sowie die Haarwurzeln stärkt. Es werden Keratin und Kollagen vermehrt produziert, welche die Struktur und Festigkeit der Haare stärken.

Da man bei der Abwehr von Krankheiten stets von einem Kampf spricht, einen Abwehrkampf, muss ich noch erwähnen, dass ich auf diesem Schlachtfeld, neben den beschriebenen Stoffen, die mein Schutzschild, meine Speerspitze darstellen, noch einen zweifachen Flankenschutz aufgebaut habe.

Kürbiskerne

Kürbiskerne, ein starker Flankenschutz im Kampf um die Gesundheit.

Neben meinem PC steht eine gefüllte Schale mit diesen Kernen und dadurch komme ich (fast) täglich in den Genuss dieses schmackhaften Gesundheitssnack.

Kürbiskerne, man kennt sie vorwiegend in Bezug auf Prostata-Beschwerden, doch wann immer ich in meinem Freundeskreis auf dieses Thema komme, stelle ich fest, es gibt nicht Einen unter ihnen, der an dieser benigenen (gutartigen) Prostata-Hyperplasie (Vergrößerung), Abkürzung BPH, leidet. Jetzt kommt aber der Knaller, ich habe tatsächlich keine Prostata-Probleme, oder anders ausgedrückt, ich weiß nicht ob ich sie hätte, da ich ja seit Jahren Kürbiskerne verzehre.

Zudem lasse ich seit ungezählten Jahren meinen PSA-Wert (Prostata-spez. Antigen) messen. Der PSA-Wert ist ein Entzündungsmarker, auch als Krebsmarker bezeichnet. Er bewegt sich auf einer Skala von 0 bis 4.00. Vor Jahren las ich einen Artikel, in dem beschrieben wurde, dass Kürbiskerne für einen niedrigen PSA-Wert sorgen könnten, seit dem knabbere ich diese Kerne. Mein PSA-Wert bewegt sich seit Jahren in einem sehr begrenzten Radius von 0.70 ng/ml bis 1.00 ng/ml auf der Skala. Blutwerte zwischen 2.0 ng/ml bis 4.0 ng/ml gelten noch als Normalwerte. Ein plötzlicher Anstieg des Wertes ist allerdings kontrollbedürftig, da durchaus ein Prostatakrebs dahinterstecken könnte. Laut Professor Dr. Christian Wülfing, Urologe der >Asklepios Klinik< in Hamburg/Altona, erkranken jährlich 60.000 Männer an Prostatakrebs, von denen jährlich 12 -14.000 sterben.

2011 schrieben Forscher im >Urologia Internationalis<, dass Kürbiskerne bei einem Verzehr von 15% der täglichen Kalorienmenge, nach nur 28 Tagen die Prostata verkleinern konnten. Zudem stellte man in dieser Untersuchung fest, dass der PSA-Wert gesenkt wurde. Auch in einer weiteren Studie wurde vermerkt, dass der PSA-Wert sank.

Kürbiskerne enthalten hochwertige, essentielle Fettsäuren, allein 45% mehrfach ungesättigte Fettsäuren. Doch sollte man beim Verzehr der Kerne nicht übertreiben, da das durchaus aufs Gewicht schlagen kann. Zudem enthalten Kürbiskerne noch verschiedene Phenolsäuren, denen eine antibakterielle und krebshemmende Wirkung bestätigt wird, sowie Carotinoide (für Immun- und Zellschutz), welche antioxidativ wirken und vor freien Radikalen schützen.

Kürbiskerne liefern Eiweiß in einer besonders hohen Qualität. Die biologische Wertigkeit des Proteins liegt angeblich bei 137. Zum Vergleich, Hühnerei bei 100, Rindfleisch bei 92. Die biologische Wertigkeit eines Proteins fällt um so höher aus, je ähnlicher es dem menschlichen Protein ist.

Eine gute Versorgung des Organismus mit Tryptophan (Trp ist eine Aminosäure und in Kürbiskernen enthalten) ist Voraussetzung für eine gute Stimmung und erholsamen Schlaf, denn aus Trp entsteht Serotonin (Stimmungsaufheller). Aus Serotonin wiederum entsteht in der Nacht Melatonin (Schlafhormon). Ist der Serotonin-Spiegel zu niedrig, kann es zudem zu depressiven Verstimmungen kommen. Tryptophan ist in Deutschland zur Behandlung von Schlafstörungen zugelassen. Ich habe einen guten und tiefen Schlaf, nehme eine Stunde vor dem Bett gehen eine leicht gehäufte Hand voll Kürbiskerne. Meistens!

Doch Kürbiskerne können noch mehr, nicht nur dass sie bei Frauen und Männern zu einer Reduzierung und Linderung bei einer Blasenschwäche und Blasenreizung beiträgt, so sollen sie zudem, dank den enthaltenen Phytoöstrogene (Ligenane), das Brustkrebsrisiko bei Frauen senken. Eine Studie von 2012, die im >Journal Nutition and Cancer< vorgestellt wurde, überprüften die Forscher die Ernährung von 9.000 Frauen. Sie stellten fest, dass Frauen, die phytoöstrogenreiche Lebensmittel zu sich nahmen, viel seltener an Brustkrebs erkrankten.

Auch interessant, Kürbiskerne wirken gegen Darmparasiten und nicht nur präventiv, sondern auch unmittelbar, therapeutisch. Weshalb viele Tierhalter, z. B. von Hunden und Pferden, ihren Tieren fein gemahlene Kürbiskerne ins Futter mischen. Was ich bei unserem Hund natürlich auch beimische. Für Kinder seien Kürbiskerne ebenfalls ein gutes Parasitenmittel, da sie sich häufig mit Madenwürmern infizieren.

„Öko-Test" hatte 40 rezeptfreie Prostatamittel im Labor auf Wirksamkeit untersuchen lassen. Die Hälfte der Mittel konnte bezüglich der Wirksamkeit nicht überzeugen. Bei 12 Mitteln konnte die Wirksamkeit nur teilweise belegt werden. Acht Produkte konnten überzeugen und erhielten die Note „Gut". Öko-Test kommt allerdings zu der Feststellung, dass diese Medikamente eine Vergrößerung der Prostata nicht verringern könnten. Sehr wohl aber die typischen Beschwerden, wie häufiger Harndrang mit geringer Harnmenge, oder Schmerzen beim Wasserlassen durchaus lindern können.

Da bleibe ich doch lieber bei meinen schmackhaften Kürbiskernen und werde weiterhin mein Schälchen auffüllen.

„Kümmere dich um deinen Körper.
Er ist der einzige Ort, den du zum Leben hast."

(Jim Rohn)

Mandeln

„Wenn jemand das Gehirn leer geworden ist, soll er oft die Mandelkerne essen. Das füllt sein Gehirn wieder auf und gibt die rechte Gesichtsfarbe".
(Hildegard von Bingen 1098-1179)

Forscher in den USA haben die Wirkung von Mandeln und Nüssen auf die Hirnwellenfunktion untersucht. Demnach kann der regelmäßige Verzehr von Mandeln oder Nüssen die Frequenzbereiche stärken, die mit unserer geistigen Fähigkeit zur Heilung, Lernen und Gedächtnis in Verbindung stehen.

Was ich noch nicht erwähnt habe, die Schale mit den Kürbiskernen steht rechts von meinem PC und links steht mein zweiter Flankenschutz, eine Schale mit Mandeln.

Leider war ich auf die Mandeln und ihre hochwirksamen Inhaltsstoffe erst vor etwa zwei Jahr gestoßen, doch seither nehme ich sie zu mir, wie mein täglich Brot. Obwohl, so ganz stimmt das mit dem täglich Brot doch nicht, denn ich habe neben der Schale mit den Mandeln noch etwas liegen, schwarze Schokolade. Bei deren Anblick denke ich ab und an: Der Mensch lebt nicht von Brot allein!

Zudem kann ich festhalten, dass ich, obwohl ich esse worauf ich Lust habe, keine Abmagerungskur, noch irgendeine Diät mache, mein Gewicht halten kann. Den Mandeln sei Dank!? Laut einer US-Untersuchung hilft ein regelmäßiger Verzehr von Mandeln sogar beim Abnehmen, da sie satt machen und so die Lust auf Kohlenhydrate verringern. Und das, obwohl sie zu 50 Prozent aus Fett bestehen, allerdings vorwiegend aus hochwertigen, essentiellen (die der Körper nicht herstellen kann) Fettsäuren.

Übrigens gehören die Mandeln nicht, wie häufig angenommen, zur Familie der Nüsse. Mandeln sind, wie auch Pfirsiche und Aprikosen, Steinobst.

Forscher der Universität von Toronto wiesen darauf hin, dass Mandeln die Blutzuckerkontrolle verbessern, oxidative Schäden verringern und zudem den gefährlichen Triglyceridespiegel im Blut senken können. Eine verbesserte Blutzuckerkontrolle ist natürlich für Menschen mit Diabetes, oder der Vorstufe Prädiabetes, besonders wichtig. Nehme ein Diabetiker zum Frühstück eine leicht gehäufte Hand voll Mandeln zu sich, hat er einen geringeren Blutzuckerspiegel und ist zudem für lange Zeit gesättigt.

Die >Deutsche Gesellschaft für Ernährung (DGE)< weist in ihrem 13. Ernährungsbericht darauf hin, dass Mandeln und Nüsse das Risiko einer koronaren Herzerkrankung möglicherweise senken könnten. Die Wissenschaftler gehen davon aus, dass die in Nüssen und Mandeln enthaltenen Polyphenole (wie oben bereits beschrieben), die günstige Zusammensetzung der Fettsäuren und der Ballaststoffe, zu diesem positiven Effekt führt.

Eine weitere Studie zeigte, dass bei einem Verzehr von 20 Gramm Mandeln pro Tag, sich das Risiko einer Herz-Kreislauf-Erkrankung um die Hälfte reduziert.

Mandeln enthalten neben den bereits erwähnten Inhaltsstoffen:

Proteine: Sie zählen zu den eiweißhaltigsten Lebensmitteln und liefern wertvolle, pflanzliche Proteine.

Vitamin E: Zur Abwehr von freien Radikalen.

Vitamin B: Zu denen auch Folsäure gehört, die essentiell, also unverzichtbar sind.

Kalzium: Für den Aufbau von Knochen und Zähnen.

Kalium: Das Mineral ist an der Steuerung des Blutdrucks beteiligt.

Eisen: Unverzichtbar für den Sauerstofftransport in die Zellen.

Magnesium: Neben vielem anderen, wichtig für die Muskel- und Nervenfunktion.

Zink: Hat eine Schlüsselrolle im Zucker-, Fett- und Eiweißstoffwechsel.

Der allerletzte Stoff!

Nein, nicht im Sinne, den kann man vergessen, der taugt nichts, sondern der allerletzte Stoff in der Reihe meiner Einnahmen. MSM!

Methylsulfonylmethan kurz auch MSM, klingt erschreckend nach chemischen Versuchslabor, ist aber Natur!

Diesem Stoff stand ich anfangs skeptisch gegenüber, da mir die Studienlage dünn erschien und zudem eher negativ beurteilt wurde. Zudem existieren, nach meinem Erkenntnisstand, keine groß angelegten Studien. Was allerdings nicht weiter verwundert, MSM kann nicht patentiert werden und ist zudem günstig im Preis.

Da sich bei Kälte oder Luftzug, bei mir zwei Schwachstellen schmerzhaft melden, bin ich auf diesen Stoff aufmerksam geworden. Es ist die Muskulatur in den Schulterblättern, die mir dann im Liegen Probleme macht. Der jeweilige Arm auf dem ich liege, schläft mir ein und die Schmerzen in der Schulter unterbrechen meinen Schlaf. Wie bereits erwähnt, bringt Kurkuma Erleichterung, doch seit ich vor dem Schlafengehen zusätzlich MSM einnehme, sind die Schmerzen kaum noch wahrnehmbar. Der Arm schläft nicht ein, ich dafür durch.

Doch es kommt noch besser. Eine Bekannte von mir leidet immer wieder unter starken, juckenden Hautreaktionen. Da ich mir nicht sicher war, was am besten wirken könnte, gab ich ihr alle hier aufgeführten Stoffe, plus MSM zum Einnehmen. In einer akuten Entzündungsphase verschwanden die Symptome innerhalb weniger Tage. Was auch erklären würde, dass MSM bei allergischen Reaktionen die Histamin-Rezeptoren blockieren soll.

Bei MSM handelt es sich um organischen Schwefel, dessen Wirkung zudem auf eine Entzündungshemmung, Muskelentspannung und einer Gefäßerweiterung beruht. MSM ist in jeder Körperzelle vorhanden und ist an grundlegenden Körperfunktionen beteiligt, so ist etwa das Immunsystem und der Stoffwechsel auf Schwefel angewiesen.

Zu diesem Thema lese ich auf der Seite der >Klinik St. Georg< einen Artikel des Ärztlichen Direktor, Dr. med. Friedrich Douwes. Ein Arzt mit beeindruckender, beruflicher Vita, der für seine Forschungen mehrfach Auszeichnungen erhielt.

Er schreibt, dass der Körper für sämtliche Funktionen Schwefel benötige und daher für organisches Leben essentiell (lebensnotwendig) sei. Der Stoff schaffe zudem Abhilfe bei Schwellungen, Entzündungen und Schmerzen.

Ich greife hier nur einige Möglichkeiten der Anwendung von MSM auf, denn die aufgeführte Liste der Klinik ist umfangreich.

Unter anderem heißt es, MSM gelte als eines der wichtigsten Mittel bei Allergie. Studien haben belegt, dass MSM funktioniert, indem es die Zellen unterstützt, Eindringlinge zu eliminieren. Außerdem blockiere es die Rezeptoren der Schleimhaut für Allergene und bindet diese, wodurch der Körper sie ausschwemmen könne. Diese organische Schwefelverbindung wirke sehr gut bei Magen-Darm-Problemen, etwa bei Durchfall, Verstopfung, Übelkeit, Schmerzen und Entzündungen. Zudem bei Übersäuerung und Sodbrennen. Eine Osteoarthritis-Studie (Anm.: chronisch-degenerative Gelenksveränderung mit Knorpelabbau) habe zudem ergeben, dass der Stoff eine ähnlich schmerzlindernde Wirkung aufweist, wie etwa die Schmerzmittel Diclofenac oder Ibuprofen.

Die Liste der aufgeführten Möglichkeiten zur Anwendung ist lang und würde hier den Rahmen sprengen.

Ich jedenfalls nehme MSM seit fast einem Jahr regelmäßig ein.

Gesundheit kann so genussvoll sein.

Vier Beispiele

Bitterschokolade

Gleich mal zu dem, was neben meiner Schale mit den Mandeln liegt. Ein Genuss, der für Vollmilch-Schokolade-Fans bitter sein dürfte.

Vorweg die gute Nachricht, Beatric Golomb und ihr Team, von der >Univerity of California< haben 1000 US-Amerikaner auf Gesundheit und Essgewohnheiten hin untersucht. Zur großen Überraschung zeigte sich, dass Liebhaber von Schokolade schlanker waren, als die Verachter dieser Köstlichkeit.

„Neun von zehn Leuten mögen Schokolade. Der Zehnte lügt."
John Tullius (amerikanischer Künstler)

Natürlich sollte man dem Verlangen nach Gesundheit an diesem Punkt nicht grenzenlos nachgeben, denn auch hier gilt, die Menge macht das Gift. Nascht man gleich ein bis zwei Tafeln Schokolade täglich, ist die Nebenwirkung absehbar: Die Angst vor der Waage!

Es sind gerade die Poyphenole und Flavonoide bei denen Wissenschaftler förmlich ins Schwärmen geraten. Gelten sie doch als die Stoffe, die den zerstörerischen Radikalen in den Zellen den Garaus macht. Schließlich sind es die Freie Radikale, die schwere Krankheiten wie Infarkt, Arthritis oder gar Krebs mit auslösen. Die beiden Stoffe gelten zudem als Blutdrucksenker und sollen sogar die Fähigkeit besitzen, den Blutzucker zu regulieren.

Dunkle Schokolade gegen Diabetes? Das wäre doch ein echter Knaller!

Schweizer Psychologen der Universitäten von Zürich und Bern ließen 65 Männern entweder eine Tafel dunkle Schokolade essen, oder ein Placebo, welches keinerlei Kakao-Flavonoide enthielt. Anschließend unterzogen sie die Probanden einem fingierten Vorstellungsgespräch, inclusive Rechenaufgaben. Vor und nach diesem Test wurden die Stresshormone „Cortisol" und „Adrenalin" im Blut gemessen.

Bei der nachfolgenden Befragung zeigten sich die Teilnehmer subjektiv gleichermaßen von dem Test gestresst, doch anschließende Messungen ergaben ein ganz anderes Bild. Die Gruppe, die Schokolade zu sich nahm, hatte erheblich weniger Stresshormone im Blut als die Placebo-Gruppe. Dieser Effekt wurde, je höher die Flavonoid-Werte im Blut waren, deutlich gesteigert, wodurch sich die Stresshormone entsprechend verringerten.

Übrigens sollte ein Riegel dunkler Schokolade im Schnitt 53,5 Milligramm Flavonoide enthalten, um einen gesundheitlichen Nutzen zu zeigen. Da im Vergleich dazu ein Riegel Vollmilchschokolade nur etwa 14 Milligramm Flavonoide enthält, kann man sich leicht ausmalen, was da auf die Hüften zukäme, würde man versuchen die Differenz zu einem Riegel dunklen Schokolade auszugleichen. Mein Favorit ist dunkle Schokolade mit einem Kakao-Anteil von 70 Prozent.

Der englische Physiologe Ian Macdonald untersuchte seine Probanden an Hand eines Magnetresonanztomographen (Anmerkung: Ein bildgebendes Verfahren zur Darstellung von Struktur und Funktion der Organe). Nachdem er die Messungen durchgeführt hatte, bekamen die Probanden eine Tasse Trinkschokolade und wurden dann im MRT einer zweiten Messung ihres Gehirns unterzogen. Hierbei konnte Herr Macdonald eindeutig belegen, dass die Gehirndurchblutung nach dem Kakaotrunk deutlich gesteigert wurde, was dabei helfen könnte, Aufgaben leichter zu lösen.

Interessant fand ich auch einen Artikel zum Thema Gedächtnis und Schokolade. An der >Columbia University< in New York überprüfte man, wie sich die Gedächtnisleistung bei Menschen im Alter von 50 bis 65 Jahren verbessern lässt. Man gab ihnen 900 Milligramm Kakao-Flavonoide, was etwa einer halben Tafel dunkler Schokolade entspricht. Das Ergebnis nach drei Monaten war verblüffend. Die Kakao-Probanden schnitten eindeutig besser ab. Der Seniorautor Scott Small hielt fest, dass ein Teilnehmer, der zu Beginn der Studie das Gedächtnis eines typischen Sechzigjährigen aufwies, am Ende sogar Werte wie ein Dreißig- bis Vierzigjähriger erreichte.

Nach all dem, genehmige ich mir noch einen Riegel, natürlich der Gesundheit wegen!

„Gesundheit ist die erste Pflicht im Leben."

(Oscar Wilde)

Tomatensaft

Bei diesem Saft gibt es ein Phänomen, dem überdurchschnittlichen Verzehr von Tomatensaft bei Flugreisenden. An Bord der >Lufthansa< wurde 2008, Tomatensaft in einem Umfang von 1,7 Millionen Liter ausgeschenkt. Eine Menge, die selbst den Ausschank von Bier ins Hintertreffen führte, 1,65 Millionen Liter. Eine Studie des >Frauenhofer-Instituts< aus dem Jahr 2010 konnte zeigen, woran das liegt. Der Geschmack wurde in der Luft anders wahrgenommen, als am Boden. Während der Geschmack beim Erdbewohner eher als muffig beschrieben wurde, zeigte er im Flugzeug, bei Niederdruck, eine geschmackliche Offenbarung mit fruchtigen Aromen, sowie auch kühlend und süssen Geschmacksnuancen.

Zu diesem hohen Verbrauch in der Luft trage ich allerdings nicht bei. Ich bevorzuge auf Langstreckenflügen eher einen Gin-Tonic, oder auch zwei, um meine leichte Nervosität zu dämpfen. Doch wieder am Boden, bin ich ein Fan dieses Saftes, trinke ihn fast täglich und empfinde ihn nicht als muffig, allerdings muss er gut gekühlt sein. Dass er zudem gesund ist, steigert mein Verlangen zusätzlich, denn das >Institut für

Ernährungsphysiologie der Bundesanstalt für Ernährung und Lebensmittel< aus Karlsruhe, stellte in einer Studie fest, dass der tägliche Verzehr von Tomatensaft das LDL-Cholesterin wesentlich vermindert. Somit bietet Tomatensaft einen Schutz vor Arteriosklerose, koronarer Herzerkrankung, Diabetes und schützt vor Schlaganfällen.

Dann erfahre ich, dass die >Deutsche Gesellschaft für Ernährung< empfiehlt, täglich bis zu 400 Gramm Gemüse zu essen, um das Gesundheitsrisiko zu senken. Bei der Menge wundert mich allerdings nicht, dass es den Europäern gerade mal gelingt, um die 50 Prozent der empfohlenen Tagesmenge zu verzehren. Hier könnte ein großes Glas Tomatensaft Abhilfe schaffen. Zudem stellt er eine sättigende Zwischenmahlzeit dar, die pro Glas nur etwa 34 Kalorien aufweist.

Möglicherweise hemmt Lycopin, welches den Tomaten seine rote Farbe verleiht, die Gerinnung des Blutes und verhindert so Verklumpungen, was wiederum zu weniger Herzinfarkten und Schlaganfällen führen könnte. Das würde auch erklären, weshalb in Ländern mit mediterraner

Ernährung, bedeutend weniger Herz-Kreislauf-Erkrankungen zu beobachten sind.

Obwohl sich im Auge selbst kein Lycopin anzureichern scheint, soll es bei der gefürchteten „Makula-Degeneration" dennoch eine schützende Wirkung zeigen.

Die >verbraucherzentrale.de< meldet, dass einzelne Studien einen Zusammenhang zwischen hohem Tomatenverzehr und verringertem Krebsrisiko, vor allem für Prostata-, Lungen- und Magenkrebs, nachgewiesen werden konnte. Wissenschaftler sollen zudem herausgefunden haben, dass bereits eine Mahlzeit mit Tomaten oder Tomatenpüree das Risiko für Prostatakrebs um 20 Prozent senken. Und auch das noch, Lycopin soll die gesundheitlich schädlichen Röstsubstanzen, die etwa beim Grillen entstehen, neutralisieren.

Dabei ist zu beachten, dass Tomatensaft oder Tomatenmark, durch die Verarbeitung sowie Erwärmung, eine weitaus höhere Lycopinquelle darstellt, als frische Tomaten. Lycopin ist hitzestabil und bleibt beim Kochen bis zu 90 Prozent erhalten. Zudem werden verarbeitete Produkte vom Organismus besser aufgenommen.

Wenn ich einmal keinen Tomatensaft zu Hause habe, esse ich ein Butterbrot mit einem Aufstrich aus Tomatenmark, köstlich! Allerdings nimmt die Fähigkeit Lycopin aufzunehmen, im Alter ab. Allergiker sollten zudem Vorsicht walten lassen, da Tomatensaft Lebensmittelallergien auslösen kann.

Rotwein

Ihn unter dem Begriff Gesundheit anzuführen, dafür dürften mich strikte Alkoholgegner vermutlich ans Kreuz nageln. Für Liebhaber ist er dagegen ein Genuss, aber eben nicht nur!

Bereits 45 nach Christus kam ein Philosoph Namens Plutarch zu folgender Erkenntnis:

„Wein ist unter den Getränken das nützlichste, unter den Arzneien die schmackhafteste, unter den Nahrungsmitteln das angenehmste."

Der Mann wußte offenbar wovon er sprach, immerhin schaffte er es, in der damaligen Zeit, 80 Jahre alt zu werden.

Rotwein enthält aus der Haut der Rebe einen Stoff, der sich positiv auf den menschlichen Organismus auswirken soll, das „Resveratrol", ein Polyphenol. Wissenschaftler der renommierten Harvard Universität haben herausgefunden, dass Resveratrol ein Protein Namens „Sirtuin" aktiviert, was wiederum eine schützende Wirkung vor Krebs und Herzinfarkt habe.

Andererseits gibt es zahlreiche Studien, welche dieser Köstlichkeit jeglichen, auch noch so geringen, gesundheitlichen Nutzen absprechen, wobei das sogenannte „französische Paradoxon" wiederum in eine andere Richtung zeigt. Denn obwohl in Frankreich überdurchschnittlich viel Rotwein getrunken wird, sind koronare Herzkrankheiten viel geringer als in Ländern mit ähnlichen Ernährungsgewohnheiten.

Und jetzt konnte eine Studie an der Universität von Leeds (England) nachweisen, dass Rotwein sehr wohl eine gesundheitliche Wirkung zeigt. Die Studie wurde in der Fachzeitschrift „Nature" (Bd.414,S.863) veröffentlicht. Tony Turner, ein Molekularbiologe, meinte dazu, dass ihre Studie erstmals den gesundheitlichen Wirkmechanismus des Schutzes durch Rotwein nachweisen konnte.

Bei einem Versuch mit alkoholfreiem Extrakt aus Rotwein, konnten sie belegen, dass es das sogenannte „Endothelin-1" hemmt. Dieses Peptid (Anm.: Molekül das aus Aminosäuren aufgebaut wird) wirkt stark gefäßverengend. Ein Überschuss dieses Peptids gilt somit als ein wichtiger Faktor für Gefäßkrankheiten und Arteriosklerose.

Bei 23 Rotweinproben konnte die Studie feststellen, dass ein stark hemmender Effekt besteht. Bei Weißwein und Rose-Wein konnte hingegen keinerlei Peptid-Hemmung festgestellt werden.

Der Schriftsteller Abraham a Santa Clara (1644-1709), kam zu folgendem Schluss:

„Der Wein ist eine Medizin, wenn er aber ohne eine Manier getrunken wird, ist er ein Gift. Der Wein ist eine Erquickung des Herzens, wenn er aber ohnmässig getrunken wird, ist er ein Tod der Seele."

Dem ist nichts hinzuzufügen!

Kaffee

Zum Abschluss möchte ich noch auf dieses, für mich unverzichtbare Getränk zurückkommen. Unverzichtbar, da ich zu den Eulen zähle, denn dass sich die Gesellschaft in Früh- und Spättypen einteilen lässt, ist unter den Schlafmedizinern unbestritten. Lerchen und Eulen machen etwa 40 Prozent der Bevölkerung aus, wobei der jeweilige Anteil fast gleich groß ist. Die restlichen 60 Prozent sind weder der einen noch der anderen Gruppe zuzuteilen. Eine spezielle Bezeichnung für sie gibt es nicht.

Sprüche wie; „Der frühe Vogel fängt den Wurm!", oder noch schlimmer; „Morgenstund hat Gold im Mund!", begleiteten mich ein Leben lang. Für mich hatte die Morgenstund aber stets nur Blei im A…., da mein Eulen-Dasein genetisch bedingt ist, also festgelegt und somit unveränderlich.

Bereits in der Grundschule machte ich, ohne es zu wissen, mit dieser genetischen Vorbelastung Bekanntschaft. Ich saß nach Schulbeginn da, schaute zum Fenster hinaus und war in einer anderen Welt. Wenn ich dann zur Wiederholung des Gesagten aufgefordert wurde, stand ich da und war blamiert, wusste nichts dazu zu sagen. Aber immerhin war ich in solchem Moment hell wach.

In meinem Zeugnis stand, ich sei ein Träumer. Richtig, ich befand mich so früh am Morgen noch in meiner Traumphase.

Wie der Begriff Eule schon beinhaltet, werde ich mit Einbruch der Dunkelheit zunehmend munterer, bin nachtaktiv. Was bis zum heutigen Tag dazu führt, dass ich am Morgen nur äußerst schwer zu mir finde, beziehungsweise kaum in die Gänge komme. Und da bin ich wieder bei meinem geliebten Kaffee. Was hat man dir, du schwarze Köstlichkeit, nicht schon alles angedichtet. Jahrzehntelang wurde gewarnt, Kaffee sei schädlich fürs Herz und wer weiß was sonst noch alles. Zudem entziehe er dem Körper Flüssigkeit. Sicher, Kaffee soll einen Harn treibenden Effekt aufweisen, doch könnte es ebenso die Flüssigkeitsmenge sein, die mit dem Kaffee aufgenommen wird und daher zum Aufsuchen der Toilette führt. Dann hieß es immer wieder, Kaffee gelte nicht als Zufuhr von Flüssigkeit, beziehungsweise man könne ihn nur zur Hälfte als solche anrechnen. Heute weiß man, alles Unsinn, Kaffee trägt genauso wie reines Wasser zum Ausgleich des Wasserhaushaltes bei.

Ein Team der >Yale School of Public Health< wertete eine Langzeitstudie mit über 200.000 Personen aus und kam zu dem erfreulichen Schluss, Kaffeetrinker leben länger, da bereits fünf Tassen pro Tag das Risiko vorzeitig an Herz-Kreislauf-Erkrankungen zu sterben, verringert. Zu meiner Freude bewege ich mich genau in dieser Fünf-Tassen-Gruppe.

Dass Kaffee das Gedächtnis fit machen soll, kann ich bestätigen, denn ohne ihn könnte ich morgens für lange Zeit keinen einzigen, geschweige denn, vernünftigen Gedanken fassen.

Es gibt unzählige wissenschaftliche Meinungen zum Kaffee, mindestens so viele dafür, als auch dagegen. In Bayern würde man sagen: Die Einen sagen so, die Andern so!

Egal welche Meinungen dazu vorherrschen, mir hat er stets zu absolut belebenden Momenten verholfen und das soll auch in Zukunft so bleiben.

Was hat das Ganze gebracht?

Fazit!

Zehn Jahre Altersunterschied, nicht zwischen 30 und 40, sondern zwischen 65 und 75 Jahren. Hier findet ein extrem schnellerer und stärkerer Abbau statt.

Vergleicht man es mit einer Maschine, etwa des Deutschem Liebling, dem Auto, kann man die Folgen des Alterns sehr gut veranschaulichen. Ein Auto, welches über viele Jahrzehnte eine hohe Laufleistung aufweist, (der Scherz muss sein), ein Oldtimer, ein solches Fahrzeug zeigt zwangsläufig Verschleißerscheinungen und dadurch bedingt, eine zunehmende Materialermüdung.

Spätestens ab dem dreißigsten Lebensjahr nimmt der Abbau in den Organen zunehmend an Fahrt auf, auch wenn der Mensch davon kaum etwas mitbekommt. Mit 65 Jahren hat der Organismus bereits eine hohe Laufleistung hinter sich gebracht, Verschleißerscheinungen am Bewegungsapparat und Ermüdung der einzelnen Organe sind unvermeidbar und werden daher anfälliger und spürbar.

Nun kann ich behaupten, ich führe es auf die Einnahme der aufgeführten Stoffe zurück, dass ich in diesem zehnjährigen Alterungsprozess etwas aufhalten konnte, denn es gelang mir den stetigen Abbau und die daraus folgenden Schädigungen auszubremsen, ihnen die Geschwindigkeit ein wenig zu nehmen. Ich weiß natürlich nicht, wo ich heute gesundheitlich stehen würde, ob ich überhaupt noch stünde und wenn ja, mit welchen Einschränkungen, hätte ich mich diesem Selbstversuch nicht unterzogen.

Zugegeben, manchmal dachte ich mir, die Einnahme ist ganz schön lästig, doch in solchen Momenten kamen mir stets Bekannte vors innere Auge, die täglich ähnlich viele Pillen und Kapseln schlucken, nur eben heftigste Chemiebomben. Da relativierte sich das Gefühl des Lästigen sehr schnell.

An der Stelle möchte ich noch darauf hinweisen, dass ich in all den Jahren, außer den aufgeführten Stoffen, keine weiteren medizinischen Substanzen, weder natürlicher noch chemischer Art, zu mir genommen habe. Abgesehen von ein paar wenigen Schmerztabletten, wie etwa beim Hexenschuss beschrieben.

Hat sich nun der Aufwand gelohnt? Ich würde meinen, ja!

Fange wir mit meiner Herzwandverdickung an, die ja laut meines bayrischen Kardiologen sicherlich „zunehmen wird." Die linksventrikuläre Wandstärke liegt, seit beinahe zehn Jahren, unverändert bei 13 mm. Als „normal" gelten bis 12 mm.

Bei meiner letzten Untersuchung 2020 allerdings, mein Kardiologe hatte mit seinem „Farbdoppler" (mit ihm können sowohl die Blutströme in den Gefäßen, als auch die Gefäße selbst dargestellt werden. So lässt sich Schweregrad und Art der Verengung feststellen) lange gemessen, worauf ich ihn fragte ob sich etwas verschlechtert habe.

Der Arzt verneinte und meinte, dass die Herzwanddicke bei 12.6 mm liegen würde, es aber bei der Messung leichte Abweichungen geben könne und wir es daher bis zur nächsten Untersuchung erst einmal bei den 13 mm belassen. Das freute mich sehr, da er in all den Jahren bei seinen Messungen noch nie zu einer solchen Äußerung kam. Doch allein schon die Tatsache, dass es in dieser, doch beachtlichen Zeitspanne, zu keiner Verschlechterung kam, empfinde ich als Erfolg und freudiger Genugtuung.

Kommen wir zum Cholesterinwert und dem aussagekräftigeren Cholesterinquotienten.

Mein Gesamtcholesterinwert lag:

2010 bei 249 mg/dl,
2012 bei 232 mg/dl,
2018 bei 216 mg/dl
2019 bei 199 mg/dl.

Nun könnte man bei diesen Werten sagen - Mühsam ernährt sich das Eichhörnchen. Aber ich bin mit dem Wert von 199 mg/dl erst einmal zufrieden, denn ich hatte ihn seit Gedenken nicht mehr erreicht.

Doch wie gesagt, der Gesamtwert hat meiner Ansicht nach nur eine begrenzte Aussagekraft. Es gibt drei Methoden, um das Risiko einer koronaren Erkrankung zu ermitteln.

Den Quotienten kann man über die Teilung des Gesamtcholesterin durch den gegebenen HDL-Wert ermitteln.

Da bei mir meist nur der Gesamtcholesterinwert gemessen wurde, gelegentlich zusätzlich der LDL-Wert, aber selten der HDL-Wert, konnte ich nur drei Vergleichswerte aufstellen.

Der „Normalwert" des Quotienten, liegt bei Frauen bis 4,9, bei Männern bis 4,6.

2015 lag mein Wert bei 5,5

2016 lag mein Wert bei 5,14

2019 lag mein Wert bei 4,06

Die zweite Messmethode, der sogernannte „LDL/HDL-Quotienten" errechnet man durch die Teilung des LDL-Wert durch den HDL-Wert.

Doch Achtung, hier zählen andere Messwerte. Der Wert bei Frauen sollte unter 2,5 und bei Männern unter 3,5 liegen.

Ein hohes Risiko für koronare Erkrankungen liegt bei Frauen bei einem Wert über 3,5 und bei Männern über 4,5.

2019 lag mein Wert bei 2,65

Die Blutfette, die gefürchteten „Trygliceride",
sollten unter 150 mg/dl liegen.

Ende 2018 lag mein Wert der Trygliceride bei
108 mg/dl, der HDL-Wert sollte höher als 40
mg/dl liegen, er lag bei 53.

Gebe ich diese Werte beim Rechner zum
„Atherogenen Index" ein, bekomme ich einen
Wert des „kardiovaskulärem Risiko" unter 0,00
angezeigt. Mein Risikowert liegt demnach bei -
0.05.
Unter kardiovaskulärem Risiko versteht man die
Gefahr an Herzinfarkt, Schlaganfall oder pAVK zu
erkranken. pAVK steht für eine Verengung der
Beinarterien durch Ablagerungen, die zu der
sogenannten „Schaufensterkrankheit" führen, da
die Menschen mit dieser Erkrankung immer
wieder stehen bleiben müssen. Um es zu
kaschieren, bleiben sie meist vor Schaufenstern
stehen.

Man kann auch den Tricglyceride/HDL
Quotient berechnen, welcher derzeit angeblich als
der beste Marker für ein kardiovaskuläres Risiko
angesehen wird. Der Wert sollte bei 2 oder tiefer
liegen. Ein Wert von 4 gilt als hoch, von 6 als sehr

hoch. Mein Wert lag 2018 bei 2,03, also 108: 53 = 2,03.

Als Nebeneffekt könne man an der Höhe des Quotienten sich ein Bild über die Partikelgröße des LDL machen. Ist der Quotient hoch, besteht das LDL aus sehr kleinen Partikeln, was nicht ungefährlich ist. Bei einem niedrigen Quotienten herrschen große Partikel vor, die kein kardiovaskuläres Risiko repräsentieren.

Nun zu den gefürchteten Plaques in den Arterien, die zu Verengungen, hohen Blutdruck und Herz-Kreislauf-Erkrankungen führen. Mein bayrischer Kardiologe hatte mit seiner damaligen Warnung: „die Verkalkungen in ihren Arterien sin net umkehrbar, werden zunehmen" offensichtlich falsch gelegen.

Arztbrief 2018: Stenosen in der A. Carotis interna links (150 cm/s), A. Carotis externa links (180 cm/s) und rechts (200 cm/s).

Arztbrief 2019: In gleicher Anordnung (130 cm/s) - (130 cm/s) - (190 cm/s).

Arztbrief 2020: In gleicher Anordnung (120 cm/s) - (130 cm/s) - (180 cm/s).

Die Stenosen, oder Verengungen, sind also deutlich zurückgegangen.

Bei den angegebenen Werten handelt es sich um die Fließgeschwindigkeit des Blutes. Um so niedriger der Blutfluss, um so geringer die Stenosen.

Blutdruck: Schwankte mein systolischer Wert vor 10 Jahren noch zwischen 140 und 150, gerne auch mal 160, hat er sich deutlich verringert, wobei mein diastolischer Wert sich stets im moderaten Rahmen zwischen 70 bis 80 bewegte.

Zu Beginn meiner Messungen war ich erschrocken, da mein Blutdruck, nach dem Aufstehen stets überhöht war. Man hatte mich nicht darauf hingewiesen, dass es die sogenannte „Morgenhypertonie" gibt, welche der Verursacher dieser Werte war. Meine Recherche ergab, dass unser genialer, menschlicher Organismus bereits vor dem Aufstehen den Blutdruck erhöht, damit es uns, wenn wir in eine senkrechte Haltung wechseln, nicht schwindlig wird, oder man gar umkippt. Eine Blutdruckmessung in dieser Phase, ergibt meiner Ansicht nach keinen realistischen Wert.

53 Blutdruckmessungen zwischen November 2019 und April 2020, mit entsprechenden Zeitabstand zum Aufstehen und nach zwei Becher Kaffee, ohne Blutdrucksenker, ergaben einen Durchschnittswert von 121:67/Puls 76.

30 Messungen unter gleichen Bedingungen zwischen 25. April und 15. Juni 2020 ergaben einen Durchschnittswert von - 119:66/Puls 79.

36 Messungen unter gleichen Bedingungen zwischen 15. August und 30. September 2020, ergaben einen Durchschnittswert von 119:66/Puls 77.

Was mich sehr freut, da ich seit Gedenken nicht mehr die Durchschnittswerte meiner Jugendjahre erreicht hatte.

Noch eine gute Nachricht gab es 2018 bezüglich der sogenannten „Stressechokardiographie", bei der man im Liegen auf Pedalen strampelt, quasi Fahrrad fährt.

Aus dem Arztbericht: „Anstieg der peripheren Sauerstoffsättigung unter Belastung von 96 auf 98%." Gemeint ist die Sauerstoffsättigung herzferner Blutgefäße.

Zum Thema Sauerstoffsättigung, kann ich nur jedem empfehlen, ob Raucher oder Nichtraucher, vor dem Einschlafen drei bis vier mal so tief wie möglich durch die Nase einzuatmen und so langsam wie möglich über den Mund auszuatmen. Ich absolviere diese Übung schon seit Jahren, denn es sorgt nicht nur für einen gründlichen Luftaustausch in der Lunge, sondern eben auch für eine bessere Sauerstoffsättigung. Vor allem aber senkt es den Blutdruck und garantiert dadurch ein besseres Ein- und Durchschlafen.

Noch einmal zurück zur Prostata, mein PSA-Wert lag bei der Messung 2019 bei 0.72. Zur Erinnerung, bis 4.00 gilt als normal. Meine Kürbiskerne kann mir also niemand mehr ausreden.

Was ich (fast) täglich zu mir nehme.

Aufstellung:

Granatapfel Extrakt Polyphenole (340 mg)

Coenzym Q 10 (100 mg)

Magnesium-Orotat (550 mg)

Selenit (50 mg)

Kurkuma (3.000 mg - Curcumin 95 mg)

Omega-3-Fettsäuren 1.000 mg, davon 360 EPA und 240 DHA.

Vitamin D 3 (4.000 IE)

Vitamin K 2 MK-7 (200 ug)

Bierhefe (15 Tabletten)

MSM (2.000 mg)

Folsäure, B 6, B 12 (400 ug/ 6 mg/ 3 ug).

Endbemerkung

Wenn ich gelegentlich mit meinen Freunden zusammensitze, altersmäßig stehen sie da, wo ich vor zehn Jahren stand, versuchen sie mich beim Thema Gesundheit aufzuziehen. Sie halten nicht viel von meiner Prävention, finden sie wohl überflüssig.

Sie haben einen Lieblingsspruch, den sie zu ihrem großen Vergnügen häufig vorbringen:

„Auf deinem Grabstein wird einmal stehen - Er ist gesund gestorben!"

Ja das will ich doch hoffen, denn wer möchte schon die Zeit, die bleibt, unter schwerer Krankheit und Schmerzen verbringen? Vermutlich nicht einmal Masochisten!

In der Talkrunde „3 nach 9" war der Schauspieler Mario Adorf zu Gast und Giovanni di Lorenzo fragte ihn, was man sich denn in seinem Alter, er war zu diesem Zeitpunkt 89 Jahre alt, so wünsche, worauf Adorf antwortete: Gesund zu sterben!

Mir bleibt nur noch zu erwähnen, dass es sich bei dem Gelesenen um die Beschreibung meiner persönlichen Erfahrungen und Erfolge durch die Einnahme der Naturstoffe handelt.

Daher gilt wie immer:
Zu Risiken und Nebenwirkungen fragen Sie ihren Arzt oder Apotheker!

Last but not least möchte ich noch darauf hinweisen, dass ich von keiner Seite gesponsert werde, zu keinem Hersteller Kontakte pflege, geschweige denn von irgendeiner Seite Geld bekommen habe, noch bekomme.

Ich wünsche alles Gute!